고도일의
척추댄스 테라피

고도일병원장 고도일 지음

고도일의 **척추댄스 테라피**

2015년 10월 12일 초판 인쇄
2015년 10월 20일 초판 발행

저자 | 고도일
발행자 | 박흥주
영업부 | 장상진
관리부 | 이수경
발행처 | 도서출판 푸른솔
편집부 | 715-2493
영업부 | 704-2571~2
팩스 | 3273-4649
디자인 | 여백 커뮤니케이션
그림 | 김대남
주소 | 서울시 마포구 삼개로 20 근신빌딩 별관 302
등록번호 | 제 1-825

© 고도일 2015
값 | 17,000원
ISBN 978-89-93596-57-1 (93510)

고도일병원장 고도일 지음

고도일의
척추댄스
테라피

푸른솔

차례

척추를 치료하는 신경외과 전문의가 된 지 20년이 되었습니다

척추를 치료하는 신경외과 전문의가 된 지 20년이 되었습니다. 수많은 환자들을 치료하고 치유했습니다. 그들을 치료하면서 척추야말로 인간의 몸에서 가장 중요한 부분이라는 생각을 했습니다.

척추(脊椎, spine)는 사람에서 목과 등, 허리, 엉덩이, 꼬리 부분에 이르기까지 주요 골격을 유지하도록 하는 뼈입니다. 인체의 근간을 이루는 중요한 기관입니다. 이 중요한 척추를 중요하게 지키는 것이야말로 건강 유지의 핵심입니다. 척추가 건강하지 않다면 100세 시대는 고통의 연장일 뿐입니다.

척추 통증은 원인이 다양합니다. 그래서 통증을 없앤 후 그 상태를 계속 유지시키기가 쉽지 않습니다. 재발 방지가 척추 치료의 핵심이라 할 수 있습니다. 척추 질환은 노화로 인해 생기는 퇴행성 질환이기에 재발이 잘되며, 따라서 될 수 있으면 수술은 피하는 것이 좋다고 생각되었습니다. 그래서 저는 비수술 방법인 카이로프랙틱, Osteopathy, 키네시오 테이핑 요법, 주사요법, 각종 시술요법 등을 배웠습니다.

서울아산병원과 강남세브란스병원에서 척추 수술법을 공부했고 호주 RMIT대학에서 카이로프랙틱을 전공하면서 척추 치료에서 수술과 비수술요법을 합쳤습니다. 대학에서는 그런 통합 치료를 할 수 없어서 개업을 하게 되었습니다. 이제 개업한 지 15년 차가 됩니다.

척추 질환은 일단 치료를 잘 받았더라도 노화가 진행되면서 재발할 가능성이 큽니다. 그런 재발 환자들을 보면서 근육을 키워주는 꾸준한 운동의 필요성을 느끼게 되었습니다. 그런데 현실적으로 근육 강화를 위해 피트니스 센터나 수영장을 다닐 수 있는 사람은 소수입니다. 일반적으로 중년층은 바쁘다보니 꾸준한 운동을 하기란 결코 쉽지 않습니다.

그래서 취미나 혹은 사회적 여건 부족으로 인해 운동을 하지 못하는 30세에서 60세까지의 성인남녀가 즐겁게 할 수 있는 운동이 무엇인지를 고민했습니다. 척추건강댄스 치료법은 이 같은 저의 오랜 고민의 산물입니다. 척추를 건강하게 지키기 원하는 분들은 그저 이 책에 제시된대로 함께 춤을 추면 됩니다. 척추건강댄스를 하다보면 즐겁게 근육을 키울 수 있습니다. 또한 카이로프랙틱을 하는 것과 같은 척추 교정 효과가 있어 심하지 않은 척추 질환에서는 어느 정도의 치료와 예방 효과가 있습니다. 댄스 음악은 이왕이면 몸과 마음과 젊어지도록 하기 위해 클럽 음악을 선택했습니다.

이 책은 저의 20년 척추전문치료의 결과물입니다. 이 책을 통해 척추 질환으로 고통 받는 환자들에게 새로운 활력이 솟아나기를 소망합니다. 기억하십시오. 중요한 것을 중요하게 지키는 것이 중요한 일입니다. 척추는 중요합니다. 이제부터 중요한 척추를 위해 춤추십시오! (Dance with this book!)

이 책이 만들어지기까지 도움을 준 제이댄스학원의 권혁진 원장·정승안 대표, RMIT 후배인 김항진 선생, 푸른솔 출판사 박홍주 대표, 편집을 도와준 여백 정용기 대표, 이소영 피톨로지 대표, 동영상 제작을 도와준 YTN 장민정 아나운서, 최선경·박찬미 작가, 고기훈·이재승 PD에게 감사함을 전합니다.
아울러 바쁜 아빠를 이해해주는 가족들에게도 항상 고마움을 전합니다.

고도일병원에서 고도일

1

고도일의 척추댄스 테라피

스트레칭 봉
댄스

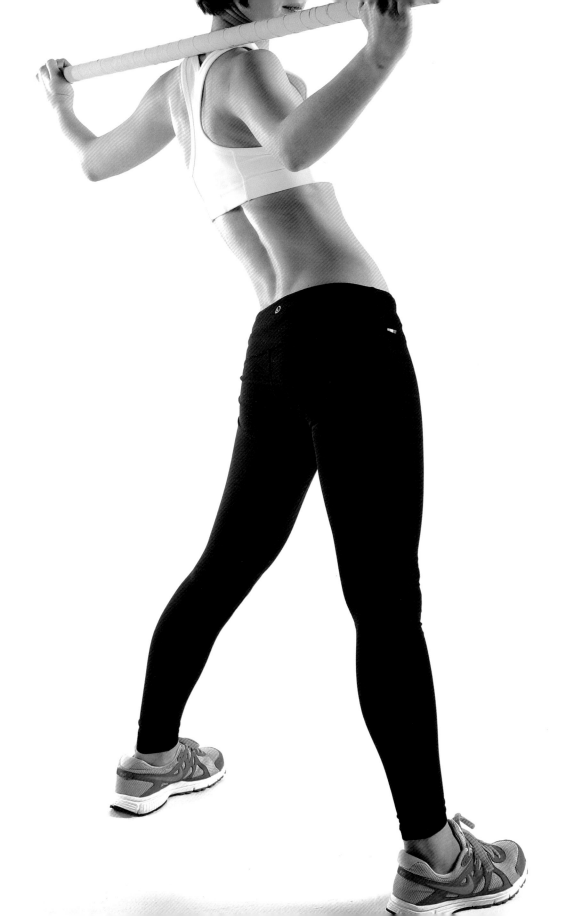

스트레칭 봉이란 일반적으로 스트레칭할 때 사용하는 긴 막대기를 일컫는다. 스트레칭 봉 댄스는 스트레칭 봉을 이용하여 음악에 맞춰 춤을 추는 댄스로 척추 교정이나 전신 근육 강화에 도움이 된다.

다음 장에서 소개하는 짐볼 댄스도 마찬가지이지만, 봉 댄스에서 봉을 사용하는 이유는 간단하다. 댄스를 처음 접하는 사람들의 가장 큰 고민거리는 두 손이다. 손을 어디에 두어야 할지 몰라 어색해 한다. 이때 봉을 들고 댄스를 하면 그러한 고민이 가볍게 해결된다. 아울러 봉은 단단하기 때문에 댄스에서 잘 이용하면 자세를 교정해주는 효과도 있어 일석이조라고 할 수 있다.

DOWN
댄스

01

01 개요

Down 댄스는 한마디로 몸의 전체 근육을 모두 사용하는 전신운동이라고 할 수 있다. 난이도가 낮은 편이어서 남녀노소를 막론하고 댄스의 초보자도 쉽게 동작을 익힐 수 있는 운동이다.

무릎을 굽히면서 동시에 상체를 뒤로 젖히므로 무게중심이 뒤로 가기 때문에 척추를 따라 길게 늘어선 척추기립근의 단련에 매우 유용한 운동이다. 뿐만 아니라 목과 허리 근육 그리고 허벅지 전면에 위치해 무릎을 보호하고 무릎을 힘차게 펼 때 사용되는 대퇴사두근이 튼튼해진다.

02 필요한 사람

Down 댄스는 작업환경이나 일상생활에서 절대적으로 운동량이 적고 특별히 시간을 내서 운동할 수 없는 사람들이 전신운동을 필요로 할 때 시행하면 좋다. 게다가 노화로 인해 행동반경이 좁아진 60대 이후 어르신들도 음악에 맞춰 천천히 시행하면 전신운동이 되어 효과적이다.

봉을 가슴 높이로 들고 다리를 어깨너비 정도로 벌린 채 선다.

무릎을 굽히면서 엉덩이가 뒤로 빠지지 않도록 허리에 힘을 주고 봉을 든 팔을 앞으로 쭉 밀어주면서 뒤로 살짝 눕듯이 상체를 젖힌다.

굽혔던 무릎을 펼 때에는 앞으로 밀었던 봉을 가슴 쪽으로 당기면서 상체도 일으킨다. 이때 복근(배 근육)에 힘을 주어 몸이 휘청거리지 않도록 하는 것이 중요하며, 봉을 밀 때에도 포인트를 주어 힘 있게 밀어주면 운동 효과를 높일 수 있다.

이와 같은 동작을 4회 반복한다.

그런 다음 무릎을 굽혔다 폈다 하면서 봉을 든 팔을 머리 위로 쭉 뻗었다 머리 높이까지 내리는 동작을 4회 반복한다. 즉 가슴 앞으로 4회, 머리 위로 4회가 1세트인 것이다.

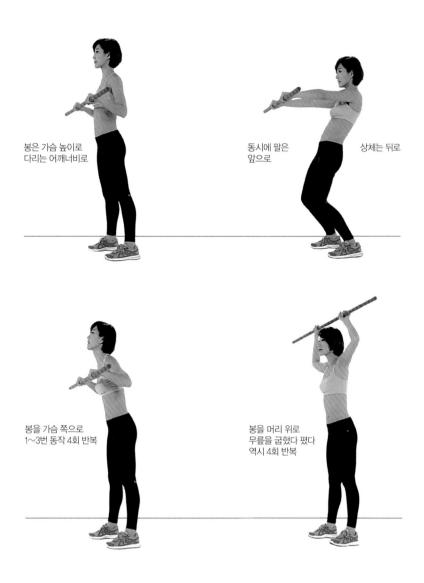

봉은 가슴 높이로
다리는 어깨너비로

동시에 팔은
앞으로

상체는 뒤로

봉을 가슴 쪽으로
1~3번 동작 4회 반복

봉을 머리 위로
무릎을 굽혔다 폈다
역시 4회 반복

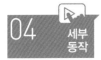

1 다리를 어깨너비 정도로 벌리고 허리를 곧게 편 자세에서 봉 역시 어깨너비로 잡은 후 가슴 높이로 든다.

2 허리와 복근에 힘을 준 상태에서 살짝 뒤로 눕듯이 상체를 젖히면서 봉을 든 팔을 힘 있게 앞으로 쭉 뻗는다.

3 무릎을 펴고 일어서면서 상체를 일으키고 똑바로 선 자세를 취하는 동시에 봉을 든 팔을 가슴쪽으로 당긴다. 이상과 같은 동작을 4회 반복한다.

4 봉을 든 팔을 앞으로 쭉 뻗는 동작을 4회 시행한 후 곧이어 무릎을 위와 같은 방식으로 굽히면서 이번에는 봉을 든 팔을 머리 위로 힘 있게 쭉 뻗는다. 이때 상체는 뒤로 젖히지 않고 그대로 꼿꼿한 자세를 유지한다.

5 무릎을 펴고 일어서면서 머리 위로 쭉 뻗었던 봉 든 팔을 머리 정수리 정도 높이까지 내린다. 이때에도 상체는 허리와 복근에 힘을 주고 꼿꼿한 자세를 유지한다.

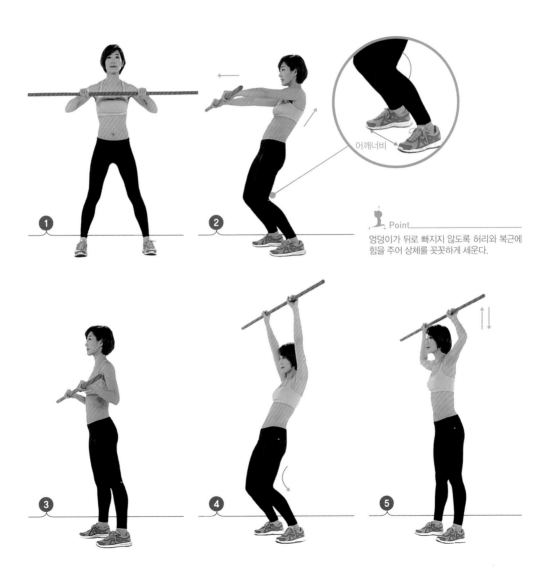

어깨너비

Point
엉덩이가 뒤로 빠지지 않도록 허리와 복근에 힘을 주어 상체를 꼿꼿하게 세운다.

05 효과

Down 댄스를 통해 얻을 수 있는 효과는 단연 전신 건강이다. 동작별로 효과를 살펴보면, 기본적으로 배에다 힘을 주고 해야하므로 복근이 강화된다. 그리고 상체를 뒤로 젖힐 때 허리부터 목까지 상체 근육이 모두 사용되므로 척추기립근을 포함해 등, 목 및 허리 근육의 단련에 효과적이다. 또한 무릎을 구부렸다 폈다 하는 동작에서 무릎을 보호하는 근육인 대퇴사두근이 단련된다.

복근   척추기립근   대퇴사두근

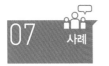

06 주의사항

Down 댄스는 보기와는 달리 전체 근육을 모두 사용하므로, 평소 운동량이 적었던 사람은 사용하지 않던 근육을 사용하게 되면서 근육통 등 무리가 올 수 있다. 그러므로 처음에는 지나치게 박자를 빨리하려 하지 말고 천천히 꾸준하게 반복하면서 근육을 단련시키는 과정을 거치는 것이 좋다.

07 사례

40대 초반의 여성인 K씨는 주 업무가 컴퓨터그래픽이라 늘 책상에 앉아 있는 시간이 많다. 대부분 책상에 앉아 컴퓨터로 작업하는 사람들이 그렇듯 K씨도 자세가 좋지 않아 요통은 물론 등, 어깨와 목까지의 통증을 호소하는 환자였다.

뿐만 아니라 늘 시간에 쫓길 정도로 바빴던 K씨는 평소에 운동을 거의 하지 않는 사람이었다. 이런 K씨에게 가장 문제가 되었던 것은 반복되는 나쁜 자세와 운동 부족으로 어깨와 목의 근육들이 지나치게 경직되

어 통증을 유발하고 있다는 것이었다.

통증에 관한 치료를 하던 중 저자는 K씨의 생활조건에 맞는 Down 댄스 동작을 천천히 반복하는 운동요법을 실시하도록 권유했다. 아예 운동을 싫어하던 K씨의 첫 반응은 난감과 실망의 교차였다.

하지만 저자는 K씨의 반복적인 통증을 치료하기 위해서는 꾸준한 운동으로 상체와 하체의 근육을 튼튼하게 해주는 것이 가장 효과적이라고 생각했다. 그래서 반강제로 Down 댄스 동작을 하도록 한 후 한 달 뒤에 결과를 보기로 했다.

약속한 한 달이 지나 만난 K씨는 전체적으로 어딘지 모르게 변화가 보였다. 가장 먼저 항상 구부정하던 자세가 좋아졌고 피곤해보이던 얼굴에도 화색이 돌았다. 더구나 K씨는 그동안 골칫거리였던 요통이나 등과 목의 근육통이 현저히 사라졌다고 했다.

운동도 싫어하고 특별히 시간을 내서 운동할 여유도 없었던 K씨가 Down 댄스로 효과를 볼 수 있었던 것은 장소에 구애받지 않고 잠자리에 들기 전 10~15분 정도 꾸준히 운동할 수 있었기 때문이다. 현재 K씨는 Down 댄스를 신나는 음악에 맞춰 하루에 20분 정도 하고서야 잠자리에 든다고 한다.

이처럼 Down 댄스를 처음에는 몸에 무리가 가지 않는 범위에서 천천히 하다 보면 근육들이 단련되면서 저절로 리듬을 타게 되어 신나는 음악에 맞춰서도 쉽게 할 수 있다.

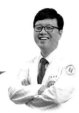

척추기립근

척추기립근(Erector spinae)은 척추뼈를 따라 길게 세로로 뻗어 있는 근육으로 '기립근'이라
는 이름에서도 알 수 있듯이 척추를 똑바로 서게 하는 역할을 하므로 아주 중요한 근육이다.
특히 직립보행을 하는 인간에게는 매우 중요한 근육이라고 할 수 있다. 우리가 바른 자세를
유지하기 위해서는 척추기립근의 단련이 필요하다.

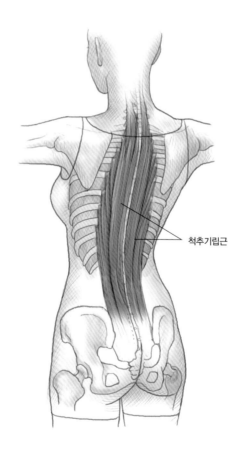

척추기립근

대퇴사두근

대퇴사두근(Quadriceps femoris)은 대퇴의 앞과 옆을 덮고 있는 커다란 근육군으로 대퇴직근(Rectus femoris), 외측광근(Vastus lateralis), 내측광근(Vastus medialis), 중간광근(Vastus intermedius) 등 4부분으로 이루어져 있다. 무릎을 펴는 기능을 하는 근육으로 사람이 서 있거나 걷는 등의 모든 다리 동작에서 매우 중요한 역할을 한다. 특히 무릎을 앞으로 쭉 펼 때 큰 작용을 한다.

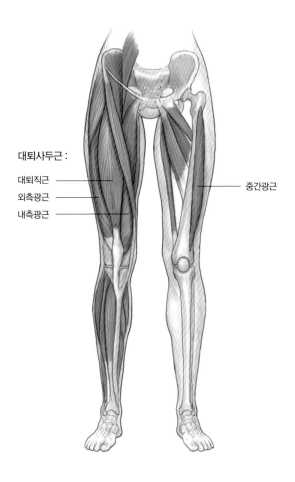

대퇴사두근 :

대퇴직근
외측광근
내측광근

중간광근

UP
댄스

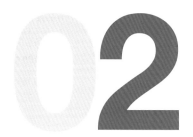

01 개요

Up 댄스는 Down 댄스에 비해 4배 정도 더 강한 전신운동이다. 무릎을 굽힌 자세에서 일어서며 시작할 때 2배, 양쪽 다리를 교대로 들어주면서 들어준 발 반대쪽으로 몸이 기울며 2배, 그래서 작용하는 근육에 4배 더 강한 힘을 가하기 때문이다.

다시 말해 Up 댄스는 무릎을 굽혔다 일어서면서 펴는 동작으로 중력을 거스르기 때문에 서 있다가 무릎을 굽히는 Down 댄스에 비해 2배 더 힘이 든다. 게다가 한쪽 다리를 드는 세 번째 동작에서는 다리를 들지 않은 쪽의 몸에 힘이 집중되면서 엉덩이와 상체의 근육이 전부 작용해 다시 2배 더 힘들다.

02 필요한 사람

허리를 숙이는 과정에서 복근은 물론 등, 목과 허리의 근육들이 작용한다. 역시 무릎을 굽혔다 펴는 동작으로 허벅지 근육들에 힘이 들어간다. 그러므로 Up 댄스는 Down 댄스에 비해 더 힘든 고강도 댄스 운동이다.

Down 댄스보다 약간 더 어렵기 때문에 Down 댄스를 충분히 연습하고 리듬감을 터득한 후 Up 댄스를 연습하는 것이 좋다. Up 댄스는 클럽에서 추는 춤의 제일 기본적인 댄스이다.

Up 댄스 역시 Down 댄스와 마찬가지로 운동량이 적은 사람들에게 매우 유용한 전신운동이 될 수 있다. 특히 장시간 운전을 하거나 오랫동안 앉아서 생활하여 허리나 하체에 힘이 없는 사람들에게 효과적인 운동이다.

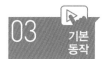
허리를 곧게 편 자세에서 무릎을 굽히고 봉을 든 팔을 가슴에서 30cm 정도 앞쪽으로 둔 채 선다.

그런 다음 무릎을 펴고 일어서면서 허리와 하체에 힘을 주고 상체만 앞으로 살짝 숙이는 동작을 2회 반복한다. 이때 엉덩이가 뒤로 빠지지 않도록 허리와 하체에 힘을 주는 것이 중요하다.

세 번째 동작에서는 무릎을 굽혔다 펴는 자세에서 한쪽 다리를 약간 바깥쪽으로 들어주고 상체를 다시 앞으로 숙인다. 양쪽 다리를 교대로 들어주며, 이와 같은 동작을 2회 반복한다.

다음으로 봉을 가슴 위치에 든 상태에서 제자리걸음을 8회 반복한다. 제자리걸음을 똑바로 서서 걷는 것이 아니라 무릎을 살짝 굽히는 자세로 걷는다.

무릎은 구부리고
상체는 꼿꼿이

무릎을 펴면서
상체를 앞으로

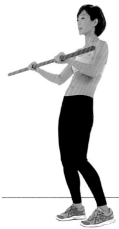

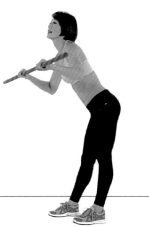

무릎을 굽혔다 일어서면서
한쪽 다리를 약간 바깥쪽으로
교대로 2회 반복

선 자세에서 무릎을 가슴 쪽으로
굽히면서 걷기를 8회

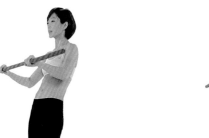

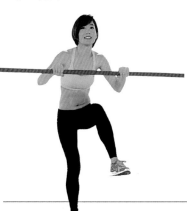

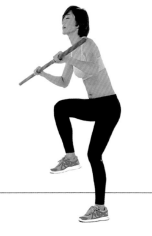

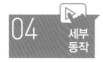

1 무릎을 작게 45~55도 정도로만 굽힌 후 봉을 든 팔을 자연스럽게 가슴 정도 위치에서 가슴과 약 30cm 정도 떨어지게 둔 채 준비한다. 엉덩이가 뒤로 빠지지 않도록 허리에 힘을 준다. 상체 는 직립으로 꼿꼿하게 세운다.

2 "하나"를 외치며 무릎을 힘 있게 펴면서 하체를 직립으로 꼿꼿하게 세우고 엉덩이가 빠지지 않 도록 복근과 허리에 힘을 주면서 상체만 앞으로 숙인다. 이때 하체와 허리에 힘을 주면서 상체 가 지나치게 앞으로 쏠리지 않도록 하며, 상체를 숙이면서 포인트 있게 상체 전반에 힘을 주어 앞으로 쭉 나가듯 힘 있게 숙인다.

3 다시 굽혔던 무릎을 펴고 바르게 서면서 한쪽 다리를 가슴 쪽으로 당기듯이 든다. 봉을 든 팔 은 변함없이 가슴 정도 위치에 둔다.

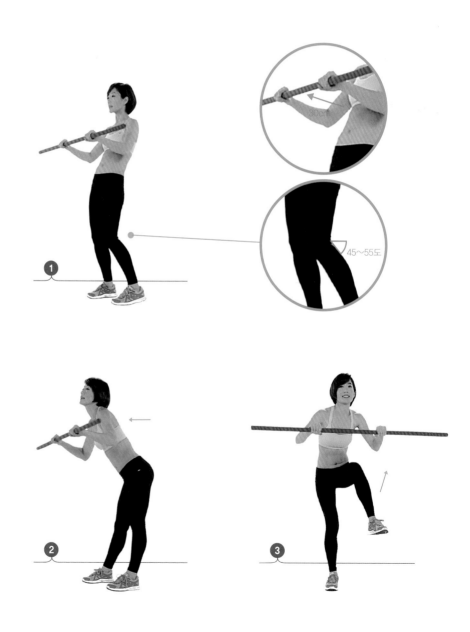

4　들었던 다리를 바닥에 디디면서 2번과 마찬가지로 엉덩이가 빠지지 않도록 노력하며 상체를 앞으로 숙인다.

5　다시 무릎을 굽혔다 일어서면서 반대쪽 다리를 가슴 쪽으로 당기듯이 든다. 1~5번 동작을 2회 반복한다.

6　봉을 같은 위치로 든 채 제자리걸음을 하듯 걷는데, 들어 올리는 무릎은 가슴 쪽으로 들어 올리고 반대쪽 무릎은 약간 굽혀준다. 처음에는 힘들어도 몇 번 하다 보면 익숙해진다.

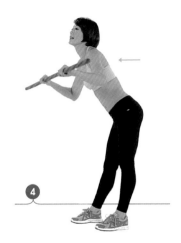

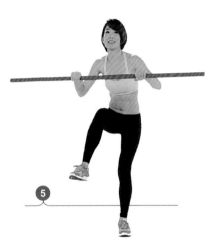

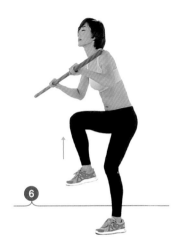

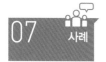

05 효과

Up 댄스의 가장 큰 효과는 상체와 하체의 전신 근육이 단련된다는 것이다. 중력을 거스르며 굽혔던 무릎을 펴고 일어서면서 힘 있게 상체를 앞으로 숙일 때, 복근은 물론 등 쪽의 척추기립근, 목과 허리의 근육뿐만 아니라 허벅지 앞쪽의 대퇴사두근과 뒤쪽의 슬괵근까지 힘이 들어가게 된다. 아울러 한쪽 다리를 드는 동작에서 들지 않은 쪽으로 힘이 집중되면서 중둔근과 대둔근 등 엉덩이 근육, 천장관절, 그리고 상체로 이어지는 요방형근과 광배근 등 근육이 전부 작용해 전신운동이 된다. 무릎을 구부리며 제자리걸음을 할 때에는 장요근과 사타구니 근육까지 사용해, 반복적으로 Up 댄스를 하면 거의 전신 근육을 튼튼하게 할 수 있다.

06 주의사항

Up 댄스는 다른 댄스에 비해 운동량이 매우 높으므로 처음부터 음악에 맞춰 빠르게 리듬을 타려고 하기보다는 천천히 모든 동작을 정확히 하는 데 집중하며 익숙해질 때까지 기다리는 것이 좋다.

가장 유의할 점은 Up 댄스에서는 허리보다 목 쪽에 힘이 많이 들어가므로 댄스를 하기 전 반드시 충분하게 목 스트레칭을 해주어야 한다는 것이다(158페이지 스트레칭 참조). 목 스트레칭을 한 후 댄스를 시행하였더라도 댄스 후 목에 통증이 지속되면 정확한 진단을 받아보는 것이 좋다.

특히 중년층 이상은 한 동작 한 동작 천천히 정확하게 하는 것이 신체에 무리를 주지 않고 경미한 근육통을 방지하는 길이다. 몸이 동작에 익숙해지면 음악에 맞춰 저절로 리드미컬한 동작을 구사할 수 있다.

07 사례

직장인인 30대 H씨는 스쿼시 마니아이다. 스쿼시를 하면서 이리저리 뛰어다니고 공을 힘차게 치는 과정에서 땀을 흠뻑 흘리고 나면 일상에서 쌓였던 스트레스가 한 번에 날아가 버리는 기분이 들기 때문이다. 하루는 H씨가 친구와 스쿼시 시합을 하던 중 전력 질주를 하며 한 발에 몸을 지탱한 채 넘어온 공을 받아치는 순간 골반과 허리에 가벼운 통증을 느꼈다. 격렬하게 스쿼시를 하다 보면 간혹 생기는 가벼운 근육통이라고 생각해 방심하던 H씨는 앉아 있거나 걸을 때 다리 바깥쪽까지 통증이 지속되어 일상생활까지 불편해지자 저자를 찾게 됐다. 진단 결과 격렬한 운동 중 발생한 둔부 근육 손상이었다. 치료를 받은 이후에도 스쿼시를 조금만 오래 하거나 심하게 하고 나면 자주 같은 통증을 호소해 H씨에게 Up 댄스를 매일 조금씩 시행하도록 권유했다.

처음에는 "댄스요? 댄스로 운동치료가 되나요?"라며 신기해했다. 한번 해보니 재미도 있고 즐겁기도 해서 욕심을 부려 지나치게 빠른 비트의 음악에 맞춰 격렬하게 Up 댄스를 추는 바람에 다시 허리는 물론 온몸 근육통에 시달렸다. 인체에 무리가 가도록 하는 것은 오히려 운동 효과를 경감시킨다고 경고하고 속도를 천천히 하고 동작의 정확성을 중시하면서 차츰 댄스 시간을 늘리도록 조언했더니, 3개월여가 지나자 H씨의 신체에 많은 변화가 찾아왔다.

격렬한 운동인 스쿼시를 오랫동안 해왔고 식이 조절도 나름대로 열심이었지만 H씨의 체형은 비만은 아니더라도 어딘지 후덕해보였다. 그런데 Up 댄스를 3개월 동안 꾸준히 하자 몸이 트레이닝을 한 사람처럼 균형이 잡혀 보이면서 체중도 5kg 정도 빠진 것이다.

"처음엔 춤이라고 만만하게 보고 음악에 맞춰 동작도 대충했더니 효과를 모르겠더군요. 그런데 원장님 조언대로 동작을 정확히 하고 천천히 하면서 서서히 속도를 빨리했더니 한 달도 안 되어 몸무게가 조금씩 줄고 무엇보다 몸이 슬림해지는 겁니다. 신이 나서 열심히 꾸준히 했더니 퇴근 시간이 다가오면 천근만근이던 몸이 여전히 가벼운 거예요. 이거 정말 댄스로 운동치료가 가능하긴 하구나 하며 엄청 놀랐습니다."

H씨는 Up 댄스의 효과를 톡톡히 누리자 다른 댄스 동작도 습득해 하루도 빠짐없이 척추건강댄스를 추고 있다. 얼마 전 허리 디스크를 앓고 계신 어머니를 모시고 다시 저자를 찾았을 때 H씨는 못 알아볼 정도로 핸섬한 젊은이가 되어 있었다.

저자가 "좋은 일 있으세요? 완전히 달라졌네요"라고 하자 "원장님 덕분에 매일 집에서 춤을 췄더니 몸도 좋아지고 살도 빠지고 정신적 스트레스를 이기는 힘도 생겨 하루하루가 행복하기 때문입니다"라고 해서 척추건강댄스를 만든 저자에게 보람을 안겨주었다.

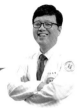

Dr. GO's Tip

닥터 고의 **팁**

중둔근

중둔근(Gluteus medius)은 골반의 전·중·후면에 위치한 근육으로 대퇴골두와 골반을 안정시키는 기능을 한다. 고관절이 밖으로 돌 때 또는 보행을 할 때나 체중을 지탱할 때, 바닥에 붙어 있는 발쪽 골반을 고정시켜 반대편 골반이 아래로 심하게 떨어지지 않도록 한다.

이러한 중둔근에 손상이 오는 경우는 한쪽 다리로만 장시간 서 있거나, 올바르지 않은 자세로 걷거나, 지갑과 같이 지속적으로 둔부를 압박하는 물건을 뒷주머니에 넣고 있는 등의 경우이다. 중둔근에 이상이 생기면 허리 중앙, 둔부, 대퇴의 바깥쪽 및 후면, 그리고 좌골신경통처럼 다리 뒤쪽에 통증이 나타난다.

대둔근

대둔근(Gluteus maximus)은 골반 후면에 있고 둔근 중 가장 크며, 인체에서 가장 강하고 힘센 근육이다. 근육주사를 할 때 흔히 쓰이는 부위이다.

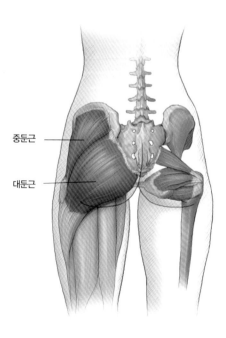

중둔근

대둔근

천장관절

척추 아래 끝부분인 요추의 밑에 있는 이등변삼각형 모양의 뼈가 일명 엉덩이뼈인 천골이다. 이 뼈와 궁둥이뼈의 위쪽 부분을 차지하여 부채 모양으로 퍼진 편평한 골반뼈, 즉 장골 사이의 관절이 천장관절(Sacroiliac joint)이다.

천장관절은 다른 관절에 비해 관절의 가동범위가 거의 없는 편이다. 앞쪽에서는 전방 천장관절인대가, 뒤쪽에서는 후방 천장관절인대가 좌우로 천골과 장골을 튼튼하게 연결하고 있다. 젊을 때에는 이러한 인대의 탄력 때문에 두 뼈가 관절 간격을 가지고 있지만 점차 나이가 들면서 융합된다.

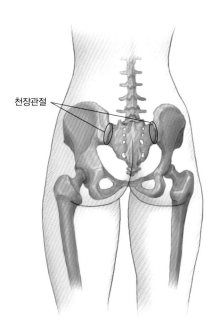

천장관절

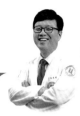

요방형근

요방형근(Quadratus lumborum)은 허리 부위에 있는 네모난 근육으로 12번 늑골에서 장골능까지 이르고 옆구리 뒤 외측의 최고 깊은 층에 위치한다. 앞쪽으로는 후복벽 장기인 신장의 외측 1/3 정도에 걸쳐 있고 장요근, 하후거근, 복횡근, 척추기립근과 근막에 의해 연결되어 있다.

이 근육이 긴장하면 요통이 발생한다. 운동하다가 또는 무거운 물건을 들다가 다쳤거나 아무 이유 없이 허리나 엉덩이가 아프다면 가장 먼저 의심해보는 '요통의 조커'가 바로 요방형근이다. 요방형근은 늑골에서 요추를 거쳐 장골까지 붙어 있는 근육이므로 상체를 옆으로 기울이거나 허리를 펴거나 돌릴 때 사용된다.

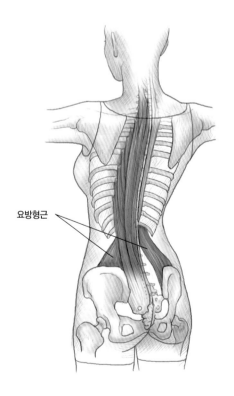

요방형근

광배근

광배근(Latissimus dorsi)은 등의 아래 부분에서 시작하여 위로 올라가면서 가늘어지다가 좁은 힘줄을 형성하여 상완골(위팔뼈)에 부착하는 근육이다. 크고 납작한 삼각형 부채 모양의 근육으로 등에 넓게 퍼져 있다. 이름대로 등에서 면적이 가장 넓은 근육이다. 수영선수들의 역삼각형 몸매는 광배근이 발달하였기 때문이다.

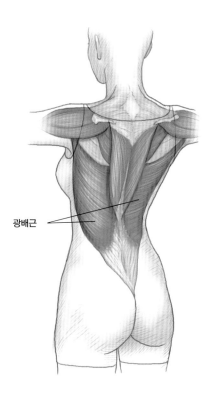

광배근

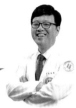
장요근

장요근(Iliopsoas)은 요추와 골반을 이어주는 근육으로 척추에서 장골과 다리의 대퇴골까지 이른다. 짧아지는 특성을 가진 근육이다 보니 잘못된 생활습관은 주변 근육, 인대와 힘줄에 긴장을 일으켜 요통을 유발한다. 이로 인해 척추뼈 사이의 디스크가 압력을 견디지 못하고 탈출하면 허리 디스크를 일으키기도 한다. 특히 장요근이 짧아지면 골반과 몸통을 굴곡시켜 허리가 구부정해질 수 있고 허리, 골반과 다리에 통증이 생길 수 있다.

장요근으로 인한 요통은 아픈 쪽 다리로 서 있기 힘들게 하고 허리를 구부정하게 만든다. 이 때문에 한손으로 허리를 받치며 구부정한 자세로 걷게 된다. 또한 무거운 것을 들거나 똑바로 누워 다리를 펴면 통증을 느끼지만 다리를 구부리거나 옆으로 웅크리고 있으면 편해진다.

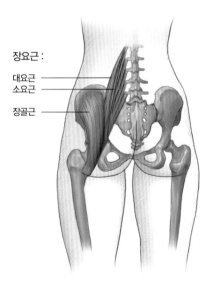

장요근 :

대요근
소요근

장골근

사타구니 근육

허벅지 안쪽 근육으로 운동선수나 과격하게 몸을 돌리는 운동을 하는 사람에서 그리고 같은 자세로 오랫동안 있는 경우에 부상이 자주 일어나는 부위이다. 이러한 부상을 방지하기 위해서는 사타구니 근육(내전근, 치골근, 박근)을 강화하는 것이 좋다.

사타구니 근육에 부상이 오면 허벅지 위쪽에서 통증이 느껴지는데, 특히 허벅지 안쪽 골반뼈와 만나는 곳에서 통증이 매우 심하다. 이럴 경우에 걷거나 다리를 오므리거나 벌릴 때 아플 수 있다.

테크노 댄스

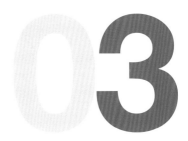

03

01 개요

1990년대에 대한민국에서는 온통 전자 음향에 맞춰 목과 상체를 쉬지 않고 반복적으로 흔드는 테크노 댄스 열풍이 불었다. 아직도 회자되고 있는 테크노의 전사로는 광고에서 밀착 의상을 입고 테크노를 추던 배우 전지현 씨와 부채를 들고 현란한 테크노 춤을 추며 노래하던 가수 이정현 씨가 있다.

한 시대를 풍미했던 테크노 댄스는 힘은 들지만 약간 동작 변형을 줘서 추면 관절은 물론 척추에 매우 유익한 전신운동이 될 수 있다. 또한 여기서 소개하는 테크노 댄스는 허리와 골반을 이용한 춤으로 교정 효과는 물론 평소 사용하지 않던 근육들도 사용하게 되어 체형을 변화시키는 효과도 볼 수 있다.

02 필요한 사람

테크노 댄스는 전반적으로 운동을 열심히 해도 체형에 불만이 있는 사람이 꾸준히 하면 체형 교정 효과를 볼 수 있다. 또한 웨이트트레이닝과 같은 운동에 흥미를 느끼지 못하는 사람이라면 신나는 음악과 함께 운동 효과도 높은 테크노 댄스가 적합하다.

다리를 어깨너비로 벌리고 봉을 목 뒤로 넘겨 어깨에 걸쳐 잡아준다. 그런 다음 복근에 힘을 주면서 무게중심은 약간 뒤로, 골반은 조금 앞으로 보낸 상태에서 골반을 좌우로 번갈아 밀어준다.

골반을 좌우로 움직일 때 무릎이 굽혀지지 않도록 주의해야 한다. 상체 역시 구부정하게 굽거나 지나치게 무게중심을 뒤로 보내 젖혀지지 않도록 허리와 복근에 힘을 주는 것이 좋다.

골반을 좌우로 2회 흔든 후에는 골반이 가는 쪽으로 상체를 힘 있게 틀어주는데, 이때 고개도 같이 돌려 시선 역시 골반이 가는 쪽을 향하도록 한다. 여기서 상체에 최대한 회전력을 주는 것이 운동에 도움이 되고 효과도 있다.

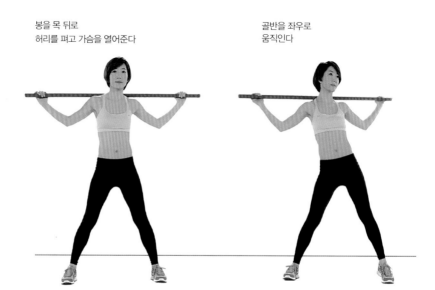

봉을 목 뒤로
허리를 펴고 가슴을 열어준다

골반을 좌우로
움직인다

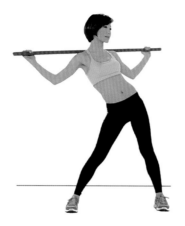

골반이 움직이는 방향으로
몸과 고개를 틀어준다

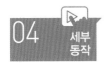

04 세부 동작

1 다리를 어깨너비로 벌리고 봉을 목 뒤로 넘겨 어깨에 걸친다.

2 허리에 힘을 주고 엉덩이가 뒤로 빠지지 않도록 하면서 상체의 무게중심을 살짝 뒤로 보낸다.
이러한 상태에서 가볍게 골반을 좌우로 흔든다.

3 골반이 움직이는 방향(좌측)으로 상체와 고개를 힘 있게 틀어준다.

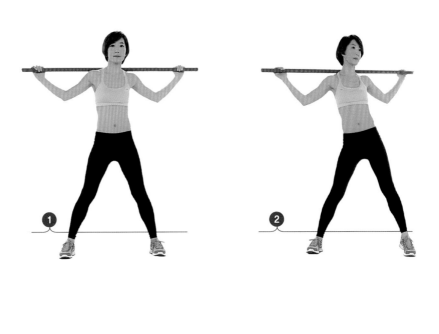

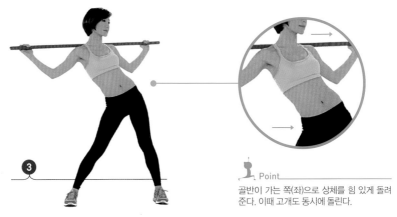

Point

골반이 가는 쪽(좌)으로 상체를 힘 있게 돌려
준다. 이때 고개도 동시에 돌린다.

4 골반이 가는 쪽으로(우측) 상체를 힘 있게 돌려준다. 이때 고개도 동시에 돌린다.

5 오래 앉아 있으면 다리가 저리거나 엉덩이 한쪽이 무거운 사람은 골반이 가는 쪽으로 상체를 돌 릴 때 회전 각도를 작게 해서 약간만 돌려준다. 디스크에 무리가 가지 않도록 하기 위함이다.

⚠ 50대 이상 중년층인 경우에는 전정기관이 약해져 있으므로 어지럼증을 예방하기 위해 고개를 돌리지 않고 정면을 응시하거나 약간만 돌리고 시선을 고정한 채 허리의 힘으로 상체만 돌려 준다.

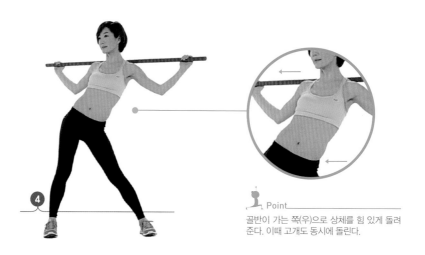

Point

골반이 가는 쪽(우)으로 상체를 힘 있게 돌려 준다. 이때 고개도 동시에 돌린다.

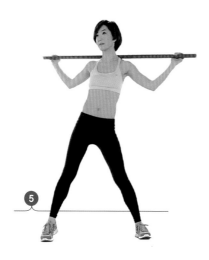

테크노 댄스는 허리와 골반을 이용한 춤으로 골반이 좌우로 움직이는 방향에 맞춰 허리가 회전하기 때문에 척추 교정 효과가 뛰어나다. 특히 허리를 이용해 골반이 움직인 방향으로 몸을 틀어주므로 웬만한 운동에서 자주 사용되지 않는 옆구리 근육인 복사근이 발달하게 된다.

뿐만 아니라 허리와 골반 회전은 물건을 들다가도 쉽게 삐끗할 수 있을 정도로 자주 다치는 천장관절과 요방형근 등 심부의 관절과 근육을 강화할 수 있다. 발이 바닥에서 떨어지지 않게 힘을 주고 서 있으므로 허리가 회전하면서 엉덩이 근육인 중둔근과 대둔근 역시 단련된다. 이처럼 테크노 댄스는 상체 몸통 부분, 골반 및 엉덩이 근육이 완전하게 강화되어 체형을 교정하는 효과도 있다.

복사근	천장관절	요방형근	중둔근, 대둔근
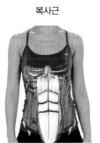	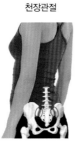	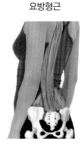	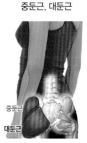

테크노 댄스의 주된 동작은 허리와 골반을 이용한 회전이다. 여기에 상체와 고개를 회전하는 쪽으로 돌려주는데, 중장년층에서는 이 부분에 주의를 요한다. 몸을 비틀면서 고개도 함께 돌리는 동작을 할 경우에 어지럼증으로 쓰러질 수도 있기 때문이다.

50대 이상의 연령대는 머리의 수평 및 수직 선형 가속도와 회전 운동을 감지해 중추 평형기관에 전달하여 신체의 균형을 유지하게 하는 전정기관이 약해져 있다. 따라서 전정기관이 약한 사람은 골반을 움직이는 방향으로 몸을 비틀 때 고개를 함께 돌리지 않고 시선을 앞쪽 한 방향에 두고 몸만 움직이는 것이 좋다.

올해 갓 대학 신입생이 된 N은 할머니와 부모님까지 저자에게 치료를 받은 적이 있다. N씨 역시 고교 2학년 때부터 등과 허리에 통증이 있어 저자에게 치료를 받아왔다. 흔히 청소년기 학생들에게 나타나는 척추 질환으로 척추측만증이 있지만 N의 경우에 척추측만증은 아니었다.

청소년기에는 대부분 오랜 시간 의자에 앉아 공부하기 때문에 척추에 부담이 커진다. 앉은 자세가 잘못되어 허리에 통증이 발생한다면 컨디션을 망쳐 성적 하락 등이 초래되기도 한다.

특히 수험생들에게 가장 흔히 나타나는 척추 질환은 공부하면서 책을 보기 위해 고개를 앞으로 쭉 빼거나 엉덩이를 의자 앞쪽에 걸쳐놓아 구부정한 자세를 취해, 목뼈와 주변 근육 또는 척추와 주변 인대 및 근육에 부담을 주어 발생하는 경우가 많다.

N의 경우도 이와 비슷했다. 게다가 수능을 치러야 하는 고3이 되자 N은 자주 통증을 호소하며 병원을 찾았다. 물리적인 문제도 있겠지만 수능에 대한 스트레스로 심리적인 부분도 간과할 수 없는 상태로 보였다.

나는 N에게 집에서 잠시 쉬는 시간을 통해 Down, Up 및 테크노 댄스를 추도록 동작을 가르쳐주었다. 의사가 춤을 추라고 하니 어린 마음에 흥미롭고 재미도 있었는지 웃기만 했다. 수능을 마치고 척추 검사를 위해 저자를 찾은 N은 환한 얼굴로 "쌤 덕에 수능도 잘 보고 저 몸짱 되려나 봐요"라고 했다.

N의 부모님 전언에 따르면, 무엇보다도 스트레스가 많은 시기였는데 본인이 좋아하는 음악에 맞춰 댄스를 추는 것이라 하루도 빠짐없이 꾸준히 하더라는 것이었다. 공부를 하다가도 정해놓은 시간에 열심히 댄스를 한 후 샤워를 하면 집중력도 향상된다고 했다는 것이다.

그리고 댄스를 하면서부터는 매사 짜증을 내는 일이 줄어들고 공부하다가 갑자기 여기저기 아프다고 했던 것도 줄어들었다고 했다. 아침에 잠자리에서도 짜증 없이 바로 일어나고 학교생활을 싫어하던 모습도 사라져 가족들이 모두 놀라움을 금치 못했다.

부모님 얘기를 듣던 N은 "그냥 아무 생각 없이 춤추는 시간이 저한테는 유일하게 행복한 시간이었어요. 그런데 시간이 지나면서 그렇게 힘들던 하루하루가 별로 힘들게 느껴지지 않고 뭔지 모르지만 제 스스로 건강해진 느낌이 들었어요. 살도 조금씩 빠지고, 근육은 늘어나고, 효과를 보니까 행복하고…"라며 등과 허리의 통증이 없어졌고 친구들과 농구를 할 때에도 웬만해서는 지치지 않고 즐겁다고 했다.

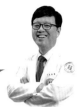

Dr. GO's Tip

닥터 고의 **팁**

복사근

복사근은 바깥쪽에 위치한 외복사근(External oblique)과 안쪽에 위치한 내복사근(Internal oblique)을 말한다. 외복사근은 외늑간근과, 내복사근은 내늑간근과 같은 방향으로 뻗어 있다. 쉽게 말하면 몸을 잘 만든 남성이나 여성의 초콜릿 복근 양쪽 옆에서 잘록하고 탄탄하게 발달된 근육이 바로 복사근이다.

한손을 반대편 배 위에 손가락이 비스듬히 아래로 향하도록 놓고 그 위에 다른 손을 직각으로 겹쳐놓고 보면, 위의 손은 외복사근을, 밑의 손은 내복사근의 위치를 나타낸다.

대개 야구의 타자들이 배트를 휘두르며 강하게 허리의 힘으로 몸을 비트는 과정에서나 투수가 볼을 던지는 동작에서 복사근에 부상을 잘 당한다. 이렇게 복사근에 부상을 당하면 명치 부위에서 늑골궁의 대각선 방향 아래까지, 치골에서 늑골궁까지 통증이 오고 내장 질환과 유사한 증상을 보여 진단이 쉽지 않다.

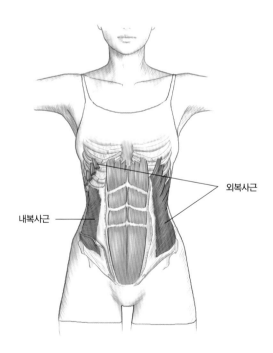

외복사근

내복사근

시루떡 댄스

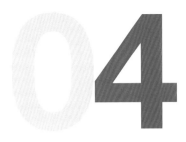

01 개요

클럽 댄스로 한동안 젊은이들 사이에서 인기를 모았던 시루떡 댄스는 Down 댄스와 비슷하지만 무릎을 굽힐 때 상체를 뒤로 젖히는 것이 아니라 엉덩이를 뒤로 살짝 빼주는 춤이다. 엉덩이가 뒤로 빠지면서 상체가 앞으로 굽을 수 있어 봉을 허리에 대고 상체를 바르게 세워야 한다.

시루떡 댄스에서 가장 중요한 것은 무릎을 굽혔다 펼 때 완전하게 쭉 펴며 일어서는 것이 아니라 약간만 일어서 무릎이 구부러진 상태에서 반동을 주듯 리듬을 타는 것이다. 원래 시루떡 댄스는 상체를 많이 움직이지만, 척추를 고려한 이 시루떡 댄스에서는 상체를 움직이지 않고 꼿꼿하게 세우는 것이 관건이다.

02 필요한 사람

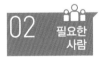

시루떡 댄스는 특히 척추가 약한 사람들이 꾸준하게 하면 효과를 볼 수 있다. 외상이나 디스크 등 질환이 없이 요통이 자주 발생하는 사람들도 시루떡 댄스를 통해 건강한 허리를 되찾을 수 있다.

굳이 척추나 허리가 약한 사람이 아니더라도 꾸준히 시루떡 댄스를 하다 보면 전신 건강을 유지해 노화로 인한 척추 질환을 예방할 수 있다. 또한 웨이트트레이닝을 한 것처럼 몸의 근육을 만들고 싶은 사람은 Down, Up, 테크노와 더불어 시루떡 댄스를 꾸준히 하면 원하는 몸매를 만들 수 있다.

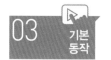
봉을 허리 뒤에 대고 양손으로 잡은 후 다리를 어깨너비 정도로 벌린다. 다리 동작은 Down 댄스 때와 마찬가지로 무릎을 굽혔다 폈다 하는데, 무릎을 완전히 펴고 일어서는 것이 아니라 약간 구부린 상태 정도로만 폈다 굽혔다를 반복하며 서서히 리듬을 탄다.

단, 무릎을 굽힐 때 상체를 꼿꼿하게 세운 상태에서 가슴을 활짝 열고 엉덩이만 살짝 뒤로 빼준다. 이때 골반도 저절로 엉덩이와 함께 뒤로 빠지는 느낌이 든다. 엉덩이는 너무 조금 빼서는 안 되고 최대한 빼주지만, 그렇다고 너무 과하게 주저앉을 정도까지 뺄 필요는 없다.

서서히 리듬을 타면서 무릎을 굽힐 때 엉덩이를 뒤로 빼주고, 다시 무릎을 약간 엉거주춤한 정도로만 펴면서 엉덩이를 제 위치로 보냈다가, 다시 무릎을 굽히면서 엉덩이를 빼는 동작을 반복한다.

다리는 어깨너비로
봉은 허리 뒤에

무릎을 구부린 자세에서
엉덩이를 살짝 뒤로 빼준다

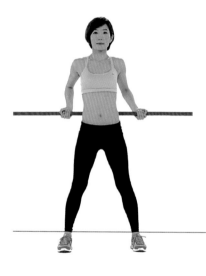
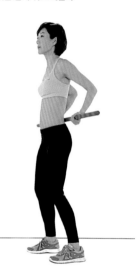

등은 펴주고
가슴은 활짝 연 상태

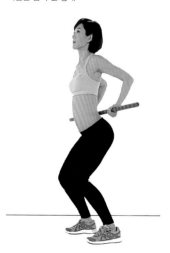

04 세부 동작

1 봉을 허리에 뒤에 대고 적당한 너비로 잡은 후 어깨너비 정도로 다리를 벌린 채 선다.

2 무릎을 굽히고 상체가 구부러지지 않도록 가슴을 열고 복근과 허리에 힘을 준다.

3 무릎을 굽힌 상태에서 상체를 반듯하게 세우고 척추가 C자가 되도록 가슴을 활짝 열면서 엉덩이만 뒤로 빼준다.

4 일어설 때에는 무릎을 완전히 펴고 일어서기보다 약간 구부린 상태로 서고 상체가 여전히 꼿꼿한 상태에서 엉덩이를 제자리로 들이민다. 무릎을 완전히 쭉 펴고 서지 않는 이유는 리듬을 타면서 골반의 바운스를 주기 위해서이다. 2~4번 동작을 계속 반복한다.

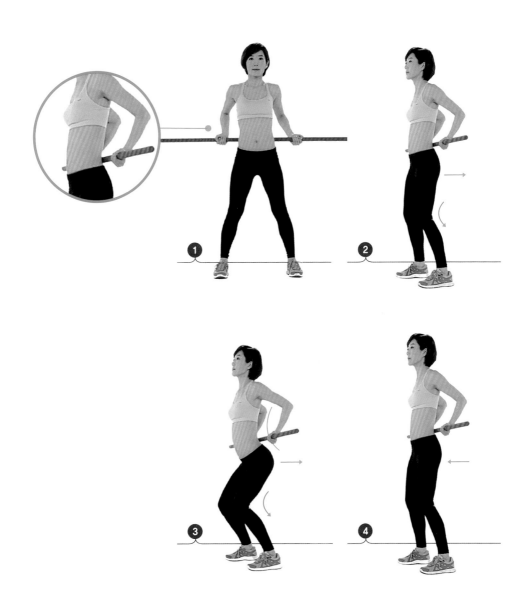

05 효과

상체를 많이 움직이지 않고 꼿꼿하게 세우기 때문에 척추기립근과 기타 등 근육의 발달에 도움을 준다. 봉을 허리에 대고 있으므로 가슴이 열려 저절로 대흉근의 발달에도 기여한다. 또한 상체를 활짝 열어주므로 저절로 척추와 목뼈의 건강한 모양이 이루어져 척추는 역C자, 목은 C자가 된다.

이와 같은 효과 때문에 시루떡 댄스를 지속적으로 할 경우에 척추가 바르게 되어 자세도 교정된다. 특히 시루떡 댄스는 그 어떤 댄스보다도 척추, 허리와 목까지 엄청난 영향을 주므로 꾸준히 할 경우에 상체의 근육 양이 늘어난다.

06 주의사항

시루떡 댄스는 상체의 근육 발달에 좋은 영향을 주지만 무리하게 할 경우에 부상이나 통증이 우려되므로, 처음에는 천천히 각 동작을 정확하게 하면서 속도를 높이지 않아야 한다. 또한 상체에 집중적으로 강력한 영향을 미치기 때문에 스트레칭을 충분히 하고 Down, Up 및 테크노 댄스를 통해 근력을 기른 후 시루떡 댄스를 추는 것이 바람직하다. 아마도 근력이 약하거나 디스크 퇴행이 있는 사람은 연습 후 바로 통증이 생길 수 있으므로 아주 천천히 늘려가도록 한다.

07 사례

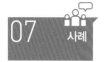

늘 허리가 약해 요통에 시달리는 지인 P는 허리 때문에 평소 운동을 기피하는 편이었다. 그러다 보니 저절로 근육의 양이 줄고 허리가 점점 더 약해지는 악순환이 반복되었다. 보다 못한 저자가 척추건강댄스를 담은 동영상을 주면서 "속는 셈 치고 시간 날 때마다 천천히 조금씩 해보라"고 권유했다.

처음에는 "걷기도 싫어하는 내게 댄스를 추라고? 허리에 무리가 가서 또 통증이 오면 책임질 거냐?"며 펄쩍 뛰었지만 저자의 강권에 못 이겨 동영상을 들고 돌아갔다. 1개월 정도가 지나 연락해보니 생기 없는 목소리로 "생각날 때마다 한다"고 했다.

그다지 열심히 하는 것 같지 않아 "날 의사로 생각한다면 꼭 해보라"고 당부한 후 전화를 끊었다. 알겠다고는 하였지만 조금만 무리를 해도 요통은 물론 힘없이 몸져눕는 P가 '과연 댄스를 할까?'라는 생각이 들기도 했다.

그런데 2개월 정도가 지나 저자를 찾은 P는 "뭐 또 다른 댄스는 없냐?"면서 "이거 정말 대박"이라고 웃으며 엄지손가락을 번쩍 치켜들었다. 처음 저자가 척추건강댄스를 권할 때에는 '허리도 아픈데 춤을 추라니?'라는 마음이 들었으나, 그래도 저자의 권유라 마지못해 한두 번 해보니 일단 운동량이 전혀 없던 터라 힘에 부쳤다.

그래서 포기하려고도 생각하였지만 그 댄스를 권한 사람이 누구도 아닌 주치의라는 사실에 다시 조금씩 동작을 따라했다. 그런데 음악을 틀어놓고 하다 보니 은근히 중독성이 있어 힘들어도 꾸준히 하게 되더란 것이다.

게다가 저자가 일부러 전화까지 걸어 의사로 생각한다면 하라고 반 협박까지 해놓은 상태라 자의 반 타의 반으로 했는데, 시간이 지날수록 어딘지 모르게 몸에 힘이 생기는 느낌이 들면서 쉽게 피로에 지치던 모습이 나아지고 있었다.

그리고 돌아보니 3개월이 훌쩍 지났는데도 병원에 가지 않았다는 생각이 들었다. 사실 P는 한 달에도 서너 번은 저자를 찾곤 했었다. 그런데 3개월 동안 단 한 번도 병원에 오지 않았던 것이다.

P는 "내가 가장 신기한 것은 내 스스로 '이 정도면 쓰러질 텐데' 싶은 정도까지 몸을 무리해도 요통은커녕 피곤해 쓰러지던 일도 없어졌다는

사실"이라며 "신경외과 의사가 환자한테 운동치료로 춤을 추라고 한다면 누가 믿겠냐? 진짜 연구 대상이야"라며 칭찬을 아끼지 않았다.

P의 칭찬이 쑥스러웠지만 운동이라면 손사래부터 치던 그가 "어떤 운동도 할 수 있는 용기가 생기고 사는 일에 활력이 생겨 하루하루가 신난다"라고 한 말은 세상에서 나를 향한 그 어떤 칭찬보다도 더욱 듣기 좋았다.

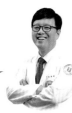

대흉근

대흉근(Pectoralis major)은 가슴을 넓게 덮고 있는 큰 부채꼴 모양의 근육이다. 쇄골의 흉골 쪽 부분에서 시작되는 상부 근육과 흉골 및 늑골 부분에서 시작되는 하부 근육으로 나뉘고 이들 근육은 상완골의 결절간구에서 끝난다. 바깥쪽 경계(lateral lip)는 겨드랑이의 앞쪽 벽을 이루고 위쪽으로는 상완골 결절간구의 바깥쪽 경계에 부착한다.

대흉근은 위팔을 모으고 어깨를 안쪽으로 회전시키는 역할을 한다. 상부 근육이 작용할 때에는 위팔을 굽히는 역할을 하고 하부 근육이 작용할 때에는 위팔을 펴는 역할을 한다.

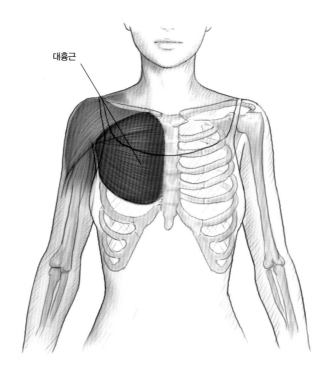

대흉근

콩콩이 댄스 05

01 개요

전 세계인들이 싸이의 말춤을 따라하면서 이 춤이 신체에 대단한 효과를 발휘한다는 생각은 하지 못하였을 것이다. 콩콩이 댄스는 말춤이 신체에 주는 유익한 효과를 극대화하기 위해 약간 변형한 댄스이다.

말춤은 엉덩이를 좌우로 빼면서 반대쪽 발을 구르는 식이라면, 콩콩이 댄스는 무릎을 약간 구부린 상태에서 계속 걸어준다는 것이다. 이때 그냥 걷는 것이 아니라 마치 발에 스프링을 단 것처럼 리듬을 타면서 걷기 때문에 이름도 콩콩이 댄스이다. 점차 걷기의 속도를 높이면 콩콩이 댄스는 달리기 효과도 낼 수 있다.

걷기는 단순하고 기본적인 움직임 같지만 한 걸음을 떼는 순간 우리 몸속에서는 200여개의 뼈와 600개 이상의 근육이 일제히 움직이기 시작하고 모든 장기가 활발한 활동을 하게 된다. 이렇게 걷기는 단순하지만 아주 신비롭고 과학적인 움직임이다.

미국의 시사주간지 〈타임〉은 '뛰지 말고 걸어라(Walk, Don't Run)'는 제목의 기사를 실은 적이 있다. 1주일에 5차례 하루 30분씩 걷는 것이 건강의 필수요건이라고 한다. 이러한 의학적 보고는 논문을 통해 많이 발표된 바 있다. 세계보건기구(WHO)도 걷기는 각종 생활습관병(성인병)에서 벗어날 수 있는 필수 운동이기 때문에 매일 30분 정도의 걷기를 권고하고 있다.

이 외에도 고혈압 환자에게 걷기가 매우 효과적인 운동이라는 연구 결과
도 나와 있다. 일본 국립건강·영양연구소와 국립요양소 중부병원이 고
혈압 환자 207명을 대상으로 실시한 연구에서 1주일에 1시간 이상 빠른
걸음으로 걷는 운동을 하면 혈압이 확실히 내려가는 것으로 나타났다.

이 연구에서 밝혀진 사실에 따르면 운동량은 한꺼번에 1시간을 걸어도
좋고 시간을 몇 차례 나눠 걸어도 효과는 마찬가지라고 한다. 특히 혈압
이 높은 사람일수록 효과가 두드러진 것으로 밝혀졌다.

콩콩이 댄스는 평소 운동을 싫어해 운동량이 없거나 적은 사람에게 특
히 좋다. 또한 시간이 없어 운동할 수 없는 사람들에게도 효과적이다.
무엇보다 생활습관병이 있는 중년 이상의 사람들에게 콩콩이 댄스는
걷기를 대신할 수 있으므로 매우 유용하다.

다리를 어깨너비 정도로 벌리고 봉을 몸의 중앙 앞쪽에 세운 채 선다. 그런 다음 무릎을 살짝 구부린 상태에서 천천히 왼발 오른발을 교대하여 걷는다. 걷기 시작하면서 차츰 발의 반동을 이용해 스프링을 단 듯 콩콩 구르면서 걷는다.

서서히 리듬을 타면서 몸의 중심을 봉에 싣고 발의 반동을 이용해 발 앞꿈치로 바닥을 콕콕 찍듯이 걸으면 된다. 이 동작에 익숙해지면 굳이 봉을 짚고 하지 않아도 된다. 리듬을 타면서 걷는 동작에 어느 정도 익숙해지면 조금 속도를 높여도 좋다.

걷기가 익숙해지면 다음은 한발씩 번갈아 뛰다가 오른발로 두 번 뛰고, 다시 한발씩 번갈아 뛰다가 왼발로 두 번 뛰는 것을 반복한다. 또한 한발씩 교차하면서 발 앞꿈치를 봉 쪽으로 보내며 뛰다가 다시 걷듯이 가볍게 뛴다.

무릎을 구부린 상태

무릎을 구부린 상태에서
계속 걷는다

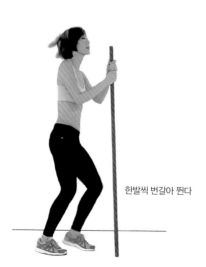

한발씩 번갈아 뛴다

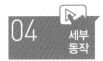

1 댄스가 시작되면 몸의 중심을 지탱해줄 봉을 몸의 중앙 앞쪽에 세우고 손으로 자연스런 위치에서 잡은 채 선다.

2 봉을 잡은 채 양 무릎을 적당히 구부린다.

3 양발을 교대로 마치 스카이콩콩을 구르듯 리듬을 타면서 발 앞꿈치로 콕콕 찍으면서 걷는다. 이 동작에 익숙해지면 속도를 내서 조금 빠르게 걸어본다. 걷기가 익숙해지면 한발씩 교대로 뛰다가 오른발로 두 번 뛰고, 다시 한발씩 교대로 뛰다가 왼발로 두 번 뛰는 것을 반복한다.

4 3번 동작에 익숙해지면 한발씩 교차하면서 발을 봉 쪽으로 보내며 뛴다. 그런 다음 다시 걷듯이 가볍게 뛰어 속도를 늦춘다.

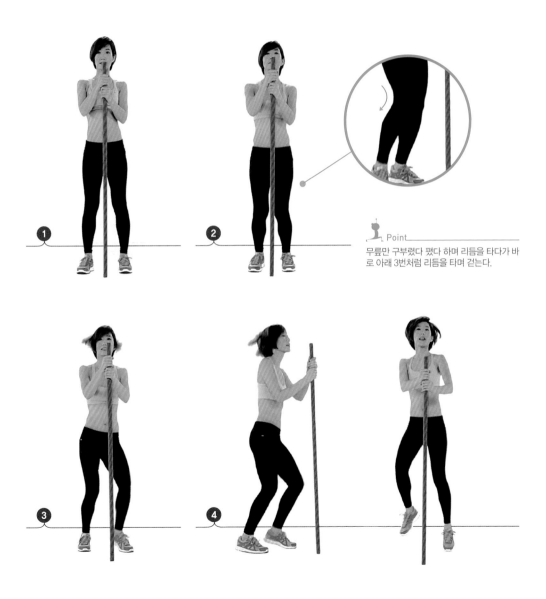

Point

무릎만 구부렸다 폈다 하며 리듬을 타다가 바로 아래 3번처럼 리듬을 타며 걷는다.

걷기에서 달리기 효과까지 있는 콩콩이 댄스는 지속적으로 하면 다이어트 효과는 물론 심폐 기능의 강화와 더불어 생활습관병의 호전까지 전신 건강에 좋은 결과가 나타날 수 있다. 걷기나 달리기는 전신 건강에 좋은 유산소 운동이므로 콩콩이 댄스 역시 전신 건강에 효과적이다.

콩콩이 댄스는 운동량이 높은 댄스이므로 처음부터 긴 시간 격렬하게 하지 않고 조금씩 천천히 시간을 늘리면서 속도도 높이는 것이 바람직하다. 처음부터 너무 욕심을 내서 격렬하게 하면 호흡곤란이 올 수도 있기 때문이다.

특히 연세가 있으신 분들은 아주 천천히 매일 1분에서 2분 정도부터 조금씩 늘려가는 것이 좋다. 급격하게 빠른 속도는 오히려 심폐 기능에 악영향을 줄 수 있으므로 천천히 조금씩 시간을 늘려가야 한다. 다만 퇴행성 슬관절염이 심한 사람은 콩콩이 댄스를 하지 않아야 한다.

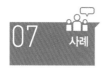

비만으로 디스크 및 관절에 지속적인 영향을 주어 요통과 관절통으로 고생하던 Y씨는 20대 후반의 자영업자이다. 나름 취업보다 자영업이 자신에게 맞는다고 이른 나이부터 시작해 어느 정도 성공을 거둔 청년이었다.

Y씨가 중학생 때부터 비만에서 벗어나지 못한 이유는 먹는 것을 참지 못하기 때문이었다. 실제로 Y씨는 일반인들의 한 끼 식사량 정도를 하루에 다섯 번 먹고 틈틈이 간식으로 라면, 치킨, 튀김 등을 먹었다.

많이 먹고 비만이 오니 여기저기 몸에서 이상 신호를 보내왔다. 하지만 Y씨는 몸의 이상에서 오는 고통보다 먹는 것을 참는 고통을 더 심하게 받아들였다. 자연히 먹는 양을 줄이지 못하니 비만이 해소될 리 만무였다.

요통과 관절통은 비만과 밀접한 연관이 있다. Y씨 역시 정상 체중보다 훨씬 많이 나가는 몸무게로 인해 요통과 관절통을 떼려야 뗄 수 없었다. Y씨가 건강을 되찾고 요통과 관절통에서 벗어날 수 있는 길은 무조건 다이어트였다.

그러나 먹는 것을 포기하지 못하는 Y씨에게 다이어트는 요원했다. 그렇다고 Y씨가 운동을 전혀 하지 않는 것은 아니었다. 일이 끝나면 헬스클럽을 찾아 러닝머신 위에서 두 시간씩 걷기도 하지만 운동을 하고 나면 다시 그만큼 칼로리를 섭취하기 때문에 다이어트가 되지 못했다.

유행하는 다이어트란 다이어트는 다 해보았고 보조식품도 먹어보았지만 성공한 적이 없었던 Y씨는 아예 포기 상태였다. 저자는 Down, Up, 테크노, 시루떡 및 콩콩이 댄스가 담긴 동영상을 주면서 최소한 1주일에 서너 번이라도 실행에 옮기라고 신신 당부했다.

한 달에 한 번꼴로 저자를 찾던 Y씨는 2주만에 찾아와 온몸이 근육통으로 너무 아프다고 호소했다. 몸이 무거워 힘들지만 저자가 권한 춤이니 될 수 있으면 매일 해보려고 노력하였다고 했다.

가벼운 치료를 하고 약을 처방한 후 멈추지 말고 꾸준히 할 것을 권유했다. 이후 3개월이 지나자 Y씨는 핼쑥한 얼굴로 저자를 찾았다. 눈에 띄게 날씬해진 것은 아니었지만 몸도 많이 슬림해진 상태였다.

Y씨는 저자에게 "원장님, 다른 댄스도 그렇지만 콩콩이 이거 정말 다이어트에 완전 최고입니다. 그동안 그렇게 힘들게 러닝머신을 탔지만 이렇게 빠르게 몸이 반응하지 않았거든요. 그렇다고 제가 먹는 것을 줄인 것도 아니고요. 몸이 반응을 하니까 저도 기분이 좋아져 간식은 무조건 물이나 차 종류로 대체해, 먹지 않으려고 노력 중이지만요. 확 티는 나지 않지만 저 그동안 9kg이 빠졌습니다"라며 환하게 웃었다.

Y씨는 현재 비만까지는 아닌 정도로 살이 많이 빠져 있다. 다만 콩콩이 댄스에 너무 심취해 간혹 무릎과 발목 통증을 호소하지만, 그것은 무리하였기 때문이지 문제가 생긴 것은 아니다.

Y씨가 꾸준히 댄스를 하는 이유는 다이어트 효과도 있지만 예전과는 확연히 다르게 몸 움직임이 가벼워졌기 때문이다. 예전에는 조금만 많이 움직여도 숨이 차고 힘들었는데, 댄스를 한 후에는 그런 증상이 서서히 줄어들고 있다는 것이다.

Y씨가 이처럼 댄스 효과를 보자 Y씨의 온가족이 척추건강댄스 삼매경에 빠져 있단다. 아버지와 어머니는 각각 당뇨와 고혈압이 있는데, 댄스를 열심히 하면 나아지리란 희망을 품고 있다는 것이다. 비만과는 상관없는 여동생도 체형 관리를 하겠다며 열심히 척추건강댄스를 추고 있다고 했다.

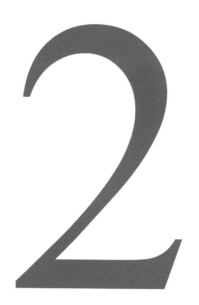

2

고도일의 척추댄스 테라피

짐볼
댄스

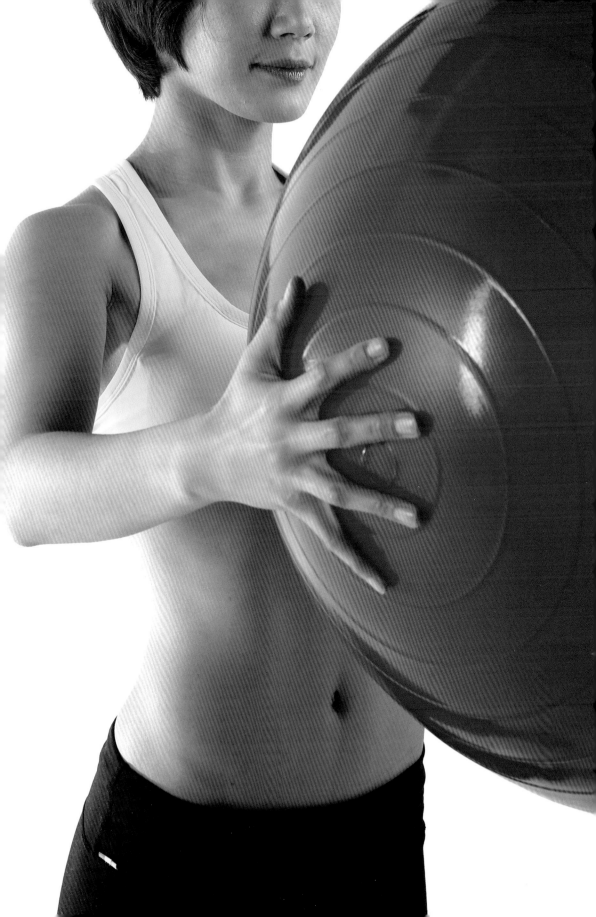

체조도 아닌 댄스를 하는데 짐볼을 사용하는 이유는 뭘까? 몇 가지가 있다. 우선 봉과 마찬가지로 손의 어색함을 해결해주는 용도도 있지만, 무엇보다도 짐볼을 들고 댄스를 하면 어깨와 팔 운동이 용이하다.

또한 짐볼을 들고 있으면 댄스에서 움직임이 많은 다리 동작에만 집중할 수 있다. 아울러 중장년층이 댄스를 할 때 맨손으로 하기보다는 짐볼을 들고 하면 정말 운동하고 있다는 심리적 위안도 된다. 그리고 짐볼은 댄스 중간 잠시 휴식을 취할 때 의자로 사용해도 무방하다는 장점이 있다.

짐볼 댄스가 필요한 사람, 짐볼 댄스의 효과 및 주의사항은 스트레칭 봉 댄스와 비슷하므로 가급적 언급을 생략하기로 한다.

DOWN
댄스

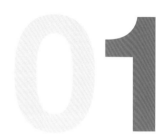

01 개요

클럽 댄스를 처음 배울 때 가장 먼저 접하는 것이 바로 Down 댄스이다. 짐볼 Down 댄스 역시 봉 Down 댄스와 같은 효과가 있다. 다만 봉 대신 짐볼을 들고 있으므로 상체를 뒤로 젖힐 때 사용되는 복근이 약한 사람들인 경우에 짐볼을 이용해 배를 가볍게 눌러주어 쉽게 상체를 뒤로 눕힐 수 있다.

02 필요한 사람

Down 댄스는 기본적으로 전신운동이다. 먼저 무릎을 구부렸다 펴는 동작에서 대퇴사두근, 슬괵근 등이 단련되어 하체 근육이 강화된다. 그리고 상체를 뒤로 젖힐 때 배에 힘이 들어가 복근도 단련된다. 또한 척추기립근을 강화하여 목과 허리도 튼튼하게 해준다.

| 대퇴사두근 | 슬괵근 | 복근 | 척추기립근 |

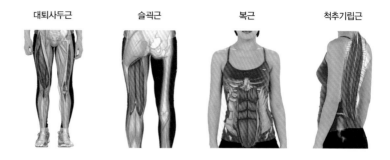

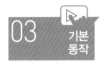

허리를 펴고 다리를 어깨너비 정도로 벌린 채 선 자세에서 짐볼을 자연스럽게 배 정도 위치로 든다. 무릎을 굽히면서 허리에 힘을 주고 상체를 뒤로 살짝 눕듯이 젖혔다가 굽혔던 무릎을 펴면서다시 상체를 일으킨다. 이때 복근에 힘을 주어 몸이 휘청거리지 않도록 하는 것이 중요한데, 짐볼로 배를 살짝 눌러주면 복근에 쉽게 힘이 들어간다.

이와 같은 동작에 익숙해지면 무릎을 굽혔다 폈다 반복하면서 짐볼을 든 팔을 머리 위로 쭉 뻗는동작과 섞어서 한다. 짐볼을 앞으로 들고 무릎을 굽혔다 펴기를 4회, 짐볼을 머리 위로 들고 무릎을 굽혔다 펴기를 4회 하는 것이다.

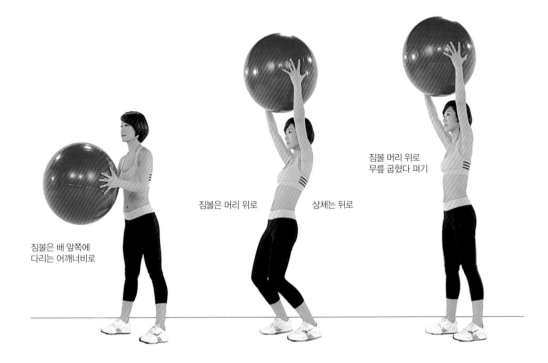

짐볼은 배 앞쪽에
다리는 어깨너비로

짐볼은 머리 위로

상체는 뒤로

짐볼 머리 위로
무릎 굽혔다 펴기

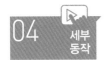

04 세부 동작

1 다리를 어깨너비 정도로 벌리고 허리를 곧게 편 자세에서 짐볼을 가볍게 배 정도 위치에 든다.

2 무릎을 살짝 굽히고 엉덩이가 뒤로 빠지지 않도록 허리와 복근에 힘을 주어 상체를 꼿꼿하게 세운다.

3 무릎을 펴고 일어서면서 상체를 일으키고 똑바로 선다. 1~3번 동작을 4회 반복한다.

4 1~3번 동작을 4회 시행한 후 곧이어 무릎을 위와 같은 방식으로 굽히면서 이번에는 짐볼을 든 팔을 머리 위로 힘 있게 쭉 뻗는다. 이때 상체는 뒤로 젖히지 않고 그대로 꼿꼿한 자세를 유지한다.

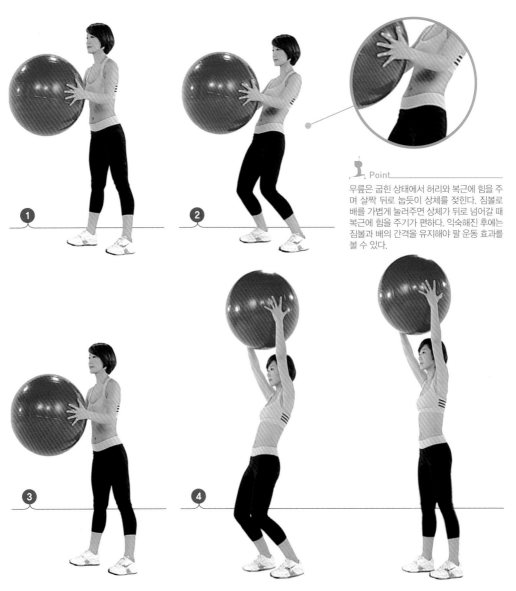

Point

무릎은 굽힌 상태에서 허리와 복근에 힘을 주며 살짝 뒤로 눕듯이 상체를 젖힌다. 짐볼로 배를 가볍게 눌러주면 상체가 뒤로 넘어갈 때 복근에 힘을 주기가 편하다. 익숙해진 후에는 짐볼과 배의 간격을 유지해야 팔 운동 효과를 볼 수 있다.

UP
댄스

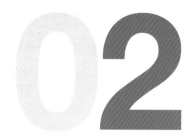

02

01 📖 **개요**

짐볼 Up 댄스는 강도가 매우 높은 전신운동이므로 천천히 하다가 익숙해지면 조금씩 속도를 높여준다. 그런 다음 속도가 익숙해지면 짐볼을 든 팔을 머리 위로 올리는 등 응용동작을 하는 것이 좋다.

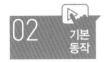

허리를 곧게 편 자세에서 무릎을 굽히고 짐볼을 적당한 위치에 가볍게 안듯이 든 채 선다. 그런 다음 무릎을 펴고 일어서면서 허리와 하체에 힘을 주고 상체만 앞으로 살짝 숙인다. 이때 엉덩이가 뒤로 빠지지 않도록 허리와 하체에 힘을 주어야 상체 근육에 자극이 가서 운동 효과를 높일 수 있다.

다시 무릎을 굽힐 때 상체를 꼿꼿하게 하고 무릎을 펼 때 한쪽 다리를 들면서 상체를 다시 앞으로 숙인다. 양쪽 다리를 교대로 들어주며, 이와 같은 동작을 2회 반복한다.

다음으로 짐볼을 자연스럽게 든 상태에서 제자리걸음을 8회 반복한다. 제자리걸음을 할 때에는 무릎을 굽혀 올린 다리가 가슴 쪽을 향하도록 하고 바닥을 디딘 다리의 무릎을 살짝 굽히는 자세로 걷는다.

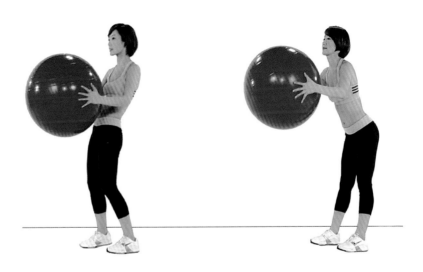

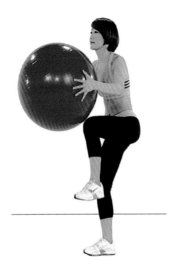

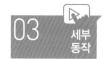

03 세부 동작

1 무릎을 작게 45~55도 정도로만 굽힌 후 짐볼을 든 팔을 자연스럽게 둔 채 준비한다. 상체는 직립으로 꼿꼿하게 세우고 엉덩이가 뒤로 빠지지 않도록 허리에 힘을 준다.

2 "하나"를 외치며 무릎을 힘 있게 펴면서 하체에 힘을 주며 서면서 상체만 약간 앞으로 숙인다. 상체를 숙일 때에는 포인트 있게 상체 전반에 힘을 주어 앞으로 쭉 나가듯 힘 있게 숙인다.

3 다시 굽혔던 무릎을 펴고 바르게 서면서 한쪽 다리를 들어준다. 짐볼은 변함없이 자연스럽게 든다.

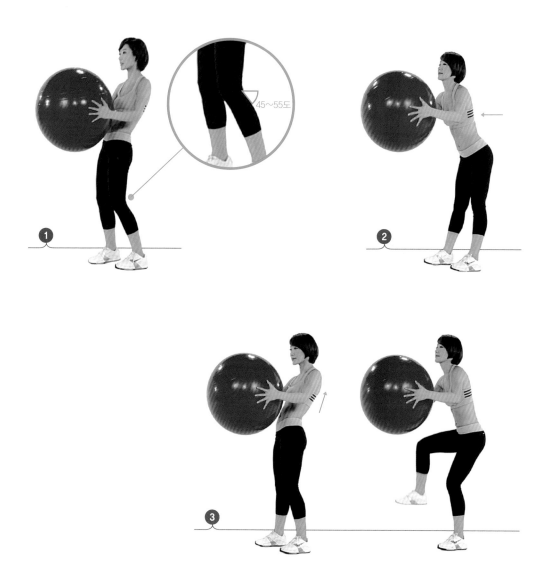

4 들었던 다리를 바닥에 디디면서 2번과 마찬가지로 엉덩이가 빠지지 않도록 노력하며 상체를 약간 앞으로 숙인다.

5 다시 무릎을 굽혔다 일어서면서 반대쪽 다리를 약간 바깥쪽으로 밀듯이 든다. 1~5번 동작을 2회 반복한다.

6 짐볼을 같은 위치로 든 채 제자리걸음을 하듯 걷는데, 들어 올리는 무릎은 가슴 쪽으로 들어 올리고 반대쪽 무릎은 약간 굽혀준다. 이때 짐볼에 무릎을 살짝 대면서 팅기듯 걸으면 효과적이다.

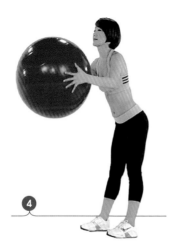

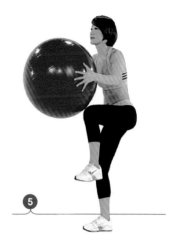

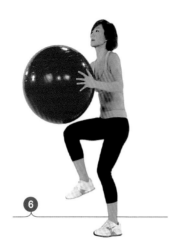

테크노
댄스

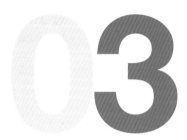

01 개요

허리와 골반의 회전력을 이용한 테크노 댄스는 상체는 물론 엉덩이의 근육, 심부 관절 및 근육까지 모두 단련시키는 전신운동이다. 운동량이 많고 신체 곳곳에 영향을 많이 미치는 운동이므로 디스크나 좌골신경통이 있는 사람은 정확한 진단을 받은 후 시행하는 것이 좋다.

짐볼을 가슴 쪽에 들고 허리에 힘을 가해 골반을 조금 앞으로 보낸 상태에서 좌우로 번갈아 밀어 준다. 골반을 좌우로 움직일 때 무릎이 굽혀지지 않도록 주의해야 한다. 짐볼의 크기가 있어 봉을 들 때보다 상체가 구부정하게 굽거나 지나치게 무게중심이 뒤로 가지 않고 좀 더 쉽게 허리와 복근에 힘을 줄 수 있다.

골반을 좌우로 2회 흔든 후에는 골반이 가는 쪽으로 상체를 힘 있게 틀어주는데, 이때 고개도 같이 돌려 시선 역시 골반이 가는 방향으로 향하도록 한다. 상체에 회전력을 가할 때에는 포인트를 주고 힘 있게 하는 것이 중요하다.

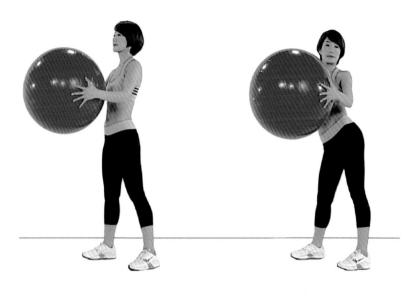

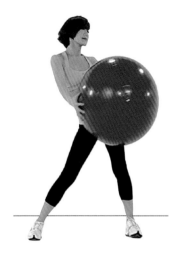

1. 다리를 어깨너비로 벌리고 짐볼을 가슴 정도 높이로 든 채 선다.

2. 허리에 힘을 주고 엉덩이가 뒤로 빠지지 않도록 하면서 상체의 무게중심을 살짝 뒤로 보낸다.

3. 2번의 상태에서 가볍게 골반을 좌우로 2회 흔든다. 골반이 가는 쪽으로 상체를 힘 있게 돌려준다. 이때 고개도 동시에 돌린다.

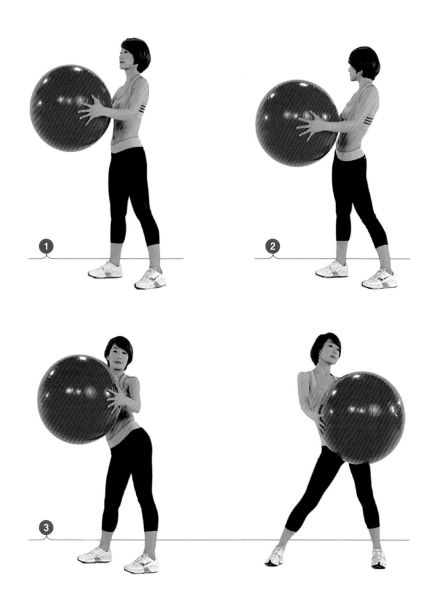

4 짐볼을 머리 위로 들고 골반을 좌우로 흔든다. 골반이 가는 쪽으로 상체를 힘 있게 돌려주고 고개도 동시에 돌린다.

⚠ 오래 앉아 있으면 다리가 저리거나 엉덩이 한쪽이 무거운 사람은 골반이 가는 쪽으로 상체를 돌릴 때 디스크에 무리가 가지 않도록 하기 위해 회전 각도를 작게 해서 약간만 돌려준다.

⚠ 50대 이상 중년층인 경우에는 전정기관이 약해져 있으므로 어지럼증을 예방하기 위해 고개를 돌리지 않고 정면을 응시하거나 약간만 돌리고 시선을 고정한 채 허리의 힘으로 상체만 돌려준다.

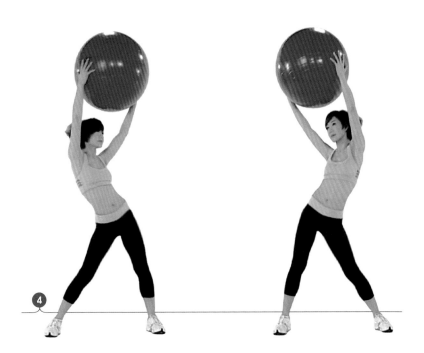

시루떡
댄스

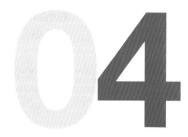

01 개요

봉 시루떡 댄스의 경우에 봉을 허리에 대면 가슴이 저절로 펼쳐지고 허리 역시 꼿꼿해지며 등도 펴져 특별히 신경 쓸 필요가 없다. 하지만 짐볼의 경우에는 가볍게 앞으로 들고 있으므로 평소 자세처럼 구부정해지거나 앞으로 무게중심이 쏠릴 수 있다. 그러므로 상체를 똑바로 세우기 위해 신경을 쓰는 것이 좋다.

짐볼을 자연스럽게 들고 다리를 어깨너비 정도로 벌린다. 다리 동작은 무릎을 굽혔다 폈다 하는 데, 무릎을 완전히 펴고 일어서는 것이 아니라 약간 구부린 상태 정도만 폈다 굽혔다를 반복해야 리듬을 타기 쉽다.

단, 무릎을 굽힐 때 상체를 꼿꼿하게 세운 상태에서 가슴을 활짝 열고 엉덩이만 살짝 뒤로 빼준다. 엉덩이를 너무 과하게 뒤로 빼거나 지나치게 살짝 빼지 말고 복근에 힘을 준 상태에서 뒤로 빼야 한다. 서서히 리듬을 타면서 같은 동작을 반복한다.

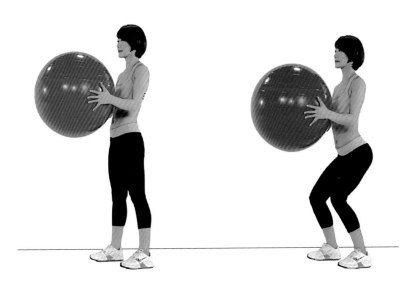

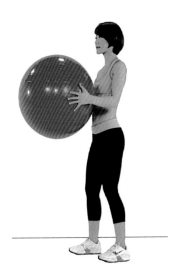

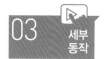

1 짐볼을 자연스럽게 들고 다리를 어깨너비 정도로 벌린 채 선다.

2 무릎을 굽히고 상체를 앞으로 숙이지 않도록 가슴을 열고 복근과 허리에 힘을 준다.

3 무릎을 굽힌 상태에서 상체를 반듯하게 세우고 척추가 C자가 되도록 가슴을 활짝 열면서 엉덩이만 뒤로 빼준다.

4 일어설 때에는 무릎을 완전히 펴고 일어서기보다 약간 구부린 상태로 서고 상체가 꼿꼿한 상태에서 엉덩이를 제자리로 들이민다. 무릎을 완전히 쭉 펴고 서지 않는 이유는 리듬을 타면서 골반의 바운스를 주기 위해서이다. 2~4번 동작을 계속 반복한다.

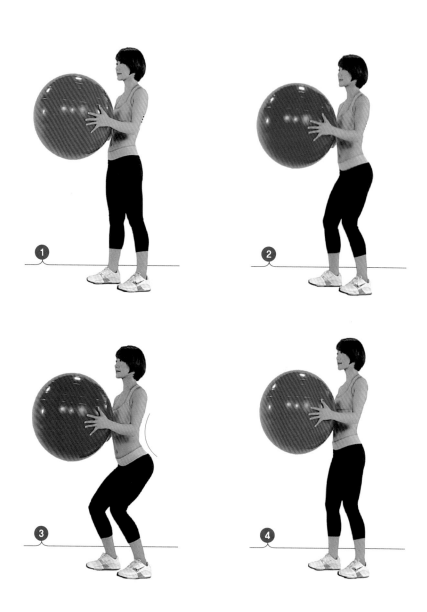

콩콩이 댄스

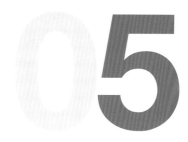

01 개요

앞서 소개한 봉 콩콩이 댄스에서는 무릎을 약간 구부린 상태로 리듬을 타며 걷기 때문에 몸의 중심을 잡기 어려워 봉을 지지대로 사용하였지만, 짐볼은 지지대 역할을 하지 못해 운동 효과가 더욱 극대화된다.

대표적인 유산소 운동인 걷기와 달리기는 우리 신체에 미치는 영향이 매우 크다. 콩콩이 댄스에서 천천히 걷는 동작만 할 수도 있지만 리듬을 타고 바닥에서 튕기듯 빠르게 걷는 동작을 하면 걷기와 달리기 효과를 동시에 볼 수 있다. 실제로 콩콩이 댄스 10분은 걷기 운동을 30분간 하는 효과와 같다. 또한 콩콩이 댄스는 같은 시간 대비 러닝머신보다 운동 효과가 높다.

우측 골반이 틀어져 우측 다리가 밖으로 벌어진 사람인 경우에 우측 발을 약간 안쪽으로 돌려서 콩콩이 댄스를 하면 틀어진 골반이 교정된다. 좌측 골반이 틀어진 경우에도 같은 방법으로 좌측 발을 안쪽으로 돌려서 댄스를 하면 된다. 이러한 경우에 댄스 시간이 길면 과교정되므로 1분을 넘기지 말고 교정 된 후에는 정상적으로 다리를 벌린 후 댄스를 하도록 한다.

다리를 어깨너비 정도로 벌리고 짐볼을 자연스럽게 든 채 선다. 그런 다음 무릎을 살짝 구부리고 천천히 왼발 오른발을 교대하여 걷는다. 걷기 시작하면서 차츰 발의 반동을 이용해 스프링을 단 듯 콩콩 구르면서 걷는다. 시간이 지나 동작에 익숙해지면 조금 속도를 높여도 좋다.

여기까지의 걷기가 익숙해지면 다음은 한발씩 번갈아 뛰다가 오른발로 두 번 뛰고, 다시 한발씩 번갈아 뛰다가 왼발로 두 번 뛰는 것을 반복한다. 또한 한발씩 교차하면서 발을 안쪽으로 보내며 뛰다가 다시 걷듯이 가볍게 뛴다.

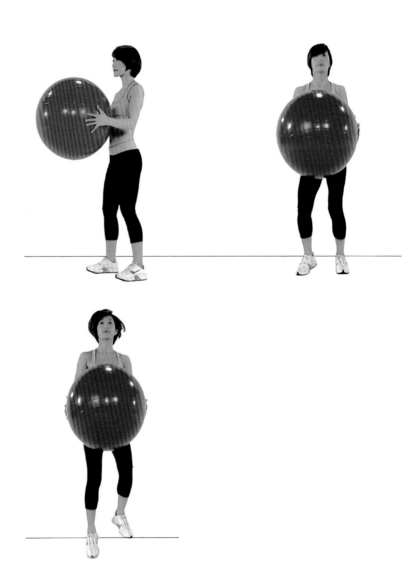

1 짐볼을 자연스럽게 들고 다리를 어깨너비 정도로 벌린다.

2 양 무릎을 적당히 구부린다.

3 무릎을 펴지 않고 구부린 상태로 왼발, 오른발에 맞춰 천천히 걷는다.

4 양발을 교대로 마치 스카이콩콩을 구르듯 리듬을 타면서 걷는다. 이 동작에 익숙해지면 속도를 내서 조금 빠르게 걸어본다. 걷기가 익숙해지면 한발씩 교대로 뛰다가 오른발로 두 번 뛰고, 다시 한발씩 교대로 뛰다가 왼발로 두 번 뛰는 것을 반복한다.

5 4번 동작에 익숙해지면 한발씩 교차하면서 발을 안쪽으로 보내며 뛴다. 그런 다음 다시 걷듯이 가볍게 뛰어 속도를 늦춘다.

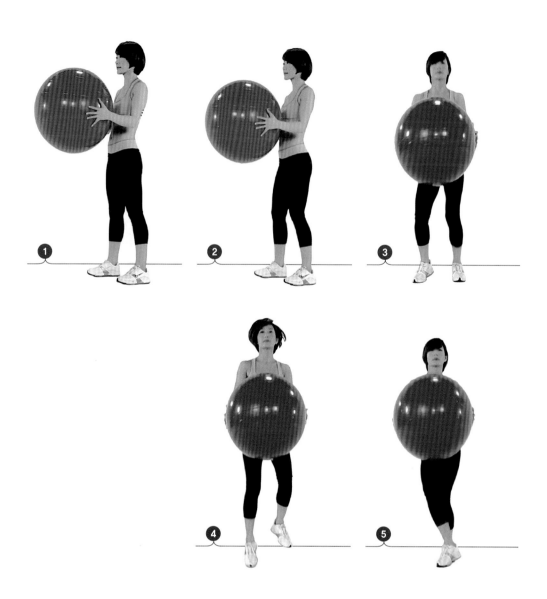

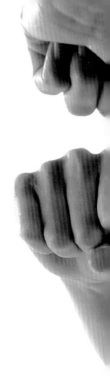

3

체형 교정
댄스

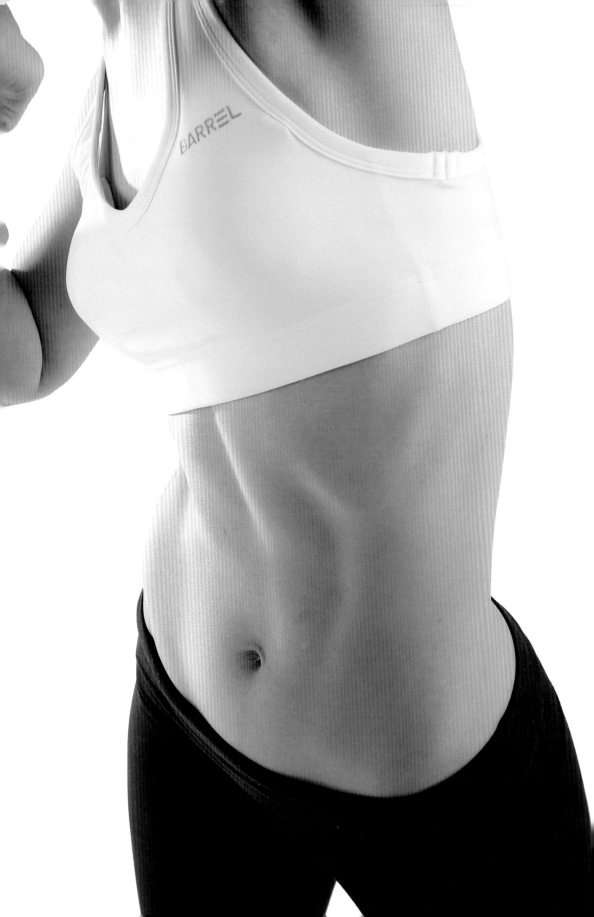

골반이 틀어지거나 체형이 변형되는 이유는 반복되는 잘못된 습관 또는 버릇, 특히 작업환경이나 생활조건 외에도 예기치 못한 기억이 안 나는 작은 사고로 인해 충격을 받아 뼈가 제자리에서 벗어난 경우 때문이다. 심각한 수준의 스트레스를 꾸준히 받아도 체형의 변형이 올 수 있다.

이처럼 골격의 변화가 일어나면 성장하는 근육들이 불균형하게 자리 잡고, 결국 비대칭적인 현상들을 보인다. 이러한 상태가 지속되면 뒤틀린 근육 속에 있는 신경, 혈관 등이 압박을 받아 심하게는 감각 이상, 통증 등으로 발전한다.

척추가 휘어져 중추신경을 압박하면 그와 연관된 장기에 영향을 미친다는 메커니즘은 동서양 의학을 통해 이미 밝혀진 사실이다. 그러므로 우리 몸의 비대칭적인 변형들을 절대 무시하면 안 된다. 지금이 아니더라도 조만간 우리 몸에 이상이 발생할 조건이 되기 때문이다.

골반 교정 댄스

1,000명 중 1명 정도만 완전히 정상일 정도로 흔한 체형 변위가 바로 골반 변위이다. 골반 변위가 있는 경우에 바지나 치마를 입었을 때 돌아가거나, 팬티가 한쪽으로 쏠려 항문에 끼거나, 혹은 벨트가 걸리는 골반의 좌우 높이 차이로 바짓단이 어느 한쪽으로만 닳기도 한다. 신발 역시 체중의 치우침 때문에 한쪽 뒤축이 더 닳고 신발이 쉽게 망가지기도 한다.

요추가 함께 변위된 경우라면 배꼽이 어느 한쪽으로 치우치기도 한다. 이러한 경우에 신체 전반의 불균형으로까지 진행된 상태가 되면 만성 피로는 물론 여러 가지 신체 이상이 함께 나타난다. 이런 상태를 방치하면 척추측만증이나 후만증과 같이 심각한 변형이 일어난다.

골반 변위를 일으키는 가장 큰 이유는 생활 속에서 반복되는 잘못된 습관이다. 즉 바르지 않은 자세로 장시간 앉아 있거나 서 있는 경우, 다리를 꼬고 앉는 경우, 또는 한쪽으로만 누워서 자는 경우가 여기에 속한다. 예기치 못한 사고의 충격으로 뼈가 이탈되거나 심각한 정신적 스트레스를 지속적으로 받았을 때에도 골반 변위가 일어난다.

남성은 바지 뒷주머니에 지갑을 넣고 다니면서 앉을 경우에 지갑이 있는 쪽 골반이 지갑의 두께만큼 밀리고 지갑이 엉덩이 아래쪽으로 몰리면서 위쪽 골반이 뒤로 벌어진다. 이러한 상태가 지속되면 골반은 물론 앉는 자세가 함께 삐뚤어지면서 척추 역시 변형된다.

골반 변위를 방치하면 척추 변위까지 진행되어 중추신경을 압박해 근육, 관절과 장기까지 이상이 생길 수 있다. 이러한 경우에 요통이나 어깨 결림이 오고 심하면 팔, 다리, 가슴과 어깨뿐만 아니라 얼굴까지 비뚤어질 수 있다. 또한 혈액순환 장애, 신경 전달체계 이상, 호르몬 생성 및 전달 이상 등이 나타날 수 있고, 월경 이상, 월경통, 임신 불능, 성기능 장애 등을 일으킬 수도 있다.

결코 소홀히 넘겨서는 안 될 골반 변위를 교정해주는 골반 교정 댄스는 1분 이내에 틀어진 골반을 제자리로 돌려놓을 수 있다. 먼저 골반 교정 댄스를 하기 전에 자신의 골반이 어느 방향으로 틀어졌는지를 알아야 한다.

가장 쉬운 자가 진단법으로 눈을 감은 상태에서 제자리걸음을 40보 걸어보는 방법이 있다. 눈을 뜬 상태에서는 시각이 방향을 교정해준다. 하지만 눈을 감은 경우에 우리의 뇌에는 몸의 위치에 대한 감각인 고유감각 기능이 있어 자신의 몸이 똑바르다고 생각하는 방향으로 몸이 돌아간다. 그래서 골반이 틀어진 방향으로 돌아가게 되어 있다.

우측 골반에 변위가 생겼다면 몸이 우측으로 돌아가 있을 것이고, 반대로 좌측 골반에 변위가 생겼다면 몸이 좌측으로 돌아가 있을 것이다. 우측으로 돌아간 경우에 우측 다리를 안쪽으로 돌리고 반대편 다리는 정상적인 위치에 둔 후 두 다리에 힘을 주어 움직이지 않도록 하고 골반을 좌우로 1분간 흔든다.

변위된 골반을 제자리로 돌리기 위해서는 심부의 천장관절이 움직여야 하므로 골반이 가는 쪽으로 상체를 틀어준다. 골반이 움직이는 방향으로 상체를 틀어주면 천장관절은 물론 골반도 움직여 쉽게 변위된 골반을 제자리로 돌릴 수 있다.

반대의 경우도 같은 방법으로 하면 교정된다. 하루에 2~3회씩 1분 동안 3개월 정도 꾸준히 하는 것이 좋다.

골반 교정 댄스에서 중요한 포인트는 1분만 댄스를 한다는 것과 댄스

할 때 발을 절대 움직여서는 안 된다는 것이다. 댄스 중 팔은 자연스럽게 두는 것도 좋지만 운동 효과를 보려면 약간 뒤로 보내는 것이 좋다.

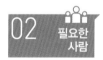

골반 교정 댄스는 앞서 설명한 대로 자신의 골반을 살펴 한쪽 골반에 변위가 일어난 사람에게 필요한 운동이다. 하지만 골반의 위치가 정상인 사람도 전신 근육이나 특히 옆구리 근육을 강화하고 싶다면 발을 대칭으로 정상 위치에 두고 댄스를 하면 된다.

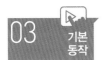

03 기본
동작

양발을 앞으로 향하게 해서 어깨너비로 벌려 선 후 골반이 틀어진 쪽 발을 반대 방향으로 돌려준다. 하체가 움직이지 않도록 힘을 주고 서서 골반을 좌우로 흔든다. 골반이 제대로 자리를 찾을 수 있도록 심부의 천장관절을 움직이기 위해 골반이 가는 방향으로 상체를 힘 있게 틀어준다.

1분 이내로 댄스를 한 후 다시 눈을 감고 제자리에서 40보를 걷는다.

정상으로 돌아왔다면 두 다리도 정상적인 위치에 두고 다시 같은 댄스를 하면 된다. 교정이 되지 않는다면 다시 교정 과정을 1분 동안 거친 후 확인하고 댄스를 하도록 한다.

골반이 틀어진 쪽 발을 반대 방향으로 돌려준다

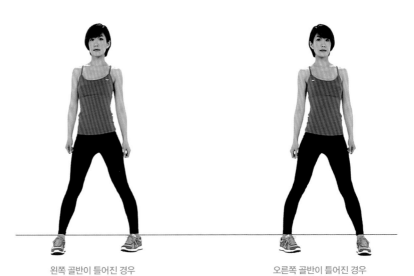

왼쪽 골반이 틀어진 경우　　　　　　　　　　오른쪽 골반이 틀어진 경우

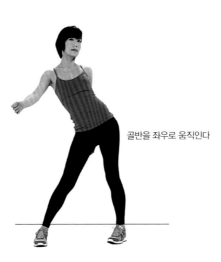

골반을 좌우로 움직인다

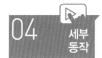

1 어느 방향으로 골반이 변위되었는지 자가 진단하기 위해 눈을 감고 제자리에서 40보를 걷는다.

2 자신의 골반이 변위된 방향으로 몸이 돌아가게 된다.

3 골반이 틀어진 쪽 발을 안쪽으로 향하게 하고 하체에 힘을 주어 움직이지 않도록 한다.

4 팔을 뒤로 약간 보낸 후 허리에 힘을 주고 골반을 좌우로 2회 흔든다.

5 4번 동작 상태에서 골반이 움직이는 방향으로 상체를 힘 있게 돌려준다. 하체의 다리가 절대 움직여서는 안 된다. 이렇게 1분 동안 댄스를 한 후 다시 1번의 자가 진단을 반복해 정면을 바라보게 되었을 경우에는 발을 정상적으로 벌리고 골반이 가는 방향으로 상체를 틀어주며 댄스를 계속 한다.

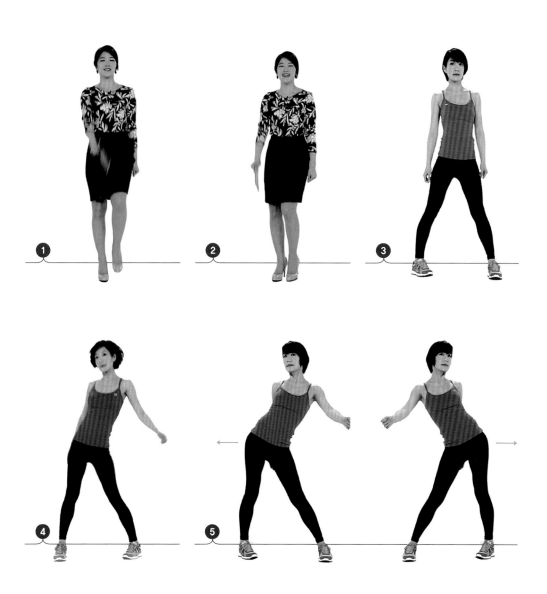

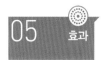

가장 큰 효과는 변위된 골반의 교정이지만, 골반 교정 댄스를 하면 상체를 돌릴 때 천장관절과 옆구리 근육들이 단련되는 것은 물론 하체를 움직이지 않기 위해 힘을 주므로 허리나 중둔근, 대둔근 등 하체 근육도 단련되는 효과가 있다.

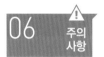

댄스 시간이 1분을 넘어가지 않도록 해야 한다. 1분을 넘어가면 과교정되는 부작용을 겪을 수 있다. 물론 과교정된 골반은 3시간 안에 제자리로 돌아오므로 크게 걱정할 필요는 없다.

모델로 활동하고 있는 L씨가 어느 날 갑자기 근심 가득한 얼굴로 저자를 찾았다. 이유를 물으니 패션쇼에 서기 위해 미리 옷을 피팅하는 과정에서 디자이너가 골반의 위치가 달라졌다고 말해주었기 때문이다.

그동안은 전혀 몰랐지만 요즘 들어 눈에 띄게 골반의 좌우 높이에 차이가 있다는 것이다. L씨는 혹시나 수술이 불가피한 상황이 아닌지 걱정되어 저자를 찾은 것이다. 진단 결과 큰 문제는 없고 우측 골반이 틀어진 상태였다.

진단 결과를 들은 L씨는 안도하였지만 당장 교정하고 무대에 서고 싶다고 했다. 저자는 급하게 자가 진단법과 골반 교정 댄스 동작을 가르쳐주면서 한 번에 교정은 되지만 꾸준히 하지 않으면 다시 골반이 틀어진다고 얘기해주었다.

얼마 뒤 L씨는 상기된 목소리로 전화를 걸어와 "어렵지 않고 지루하지 않게 교정할 수 있어서 너무 좋다"면서 "주변 친구들에게도 가르쳐줘 모두가 자가 진단법을 통해 골반 교정을 하느라 온통 난리"라고 했다.

대학생인 S도 어느 날 자신의 몸을 보다가 골반의 위치가 다른 것을 확인하고 너무 놀라 저자를 찾은 케이스이다. S는 강의를 듣거나 친구들과 식당을 가도 한쪽 다리를 꼬고 앉는 버릇이 있었다.

오래 전부터 유난히 한쪽 신발의 뒤축이 닳는 것을 느꼈지만 그다지 중요하게 생각하지 않았다. 그런데 최근에는 스커트나 바지를 입으면 허리 라인이 한쪽으로 유난히 기울어보였다는 것이다.

S는 마치 나라라도 잃은 듯한 표정으로 "골반이 이렇게 비뚤어지면 나중에 출산도 힘든 것 아닌가요?"라고 했다. 물론 방심하고 교정해주지 않는다면 나중에 더 심한 신체의 변위를 겪을 수도 있는 일이다.

S에게도 골반 교정 댄스 동작을 가르쳐주면서 아울러 자가 진단법도 알려주었다. 뭔가 심각한 병이라고 생각하였던 S는 저자의 치료법에 상당히 놀라는 눈치였다. 저자는 못미더워하는 S에게 반드시 하루에 2~3회 3개월 이상 꾸준히 하라는 당부를 하면서 돌려보냈다.

이후 몇 개월이 지나 어머니 요통 문제로 다시 저자를 찾은 S는 "원장님, 골반 교정 댄스 너무너무 신기해요. 무엇보다 효과를 바로 느낄 수 있고 게다가 음악에 맞춰서 하면 신도 나고 너무 좋아요. 제가 인터넷 폭풍 검색으로 원장님 TV에서 보여주신 댄스들 다 다운받아서 우리 가족들이 전부 하고 있어요"라고 했다.

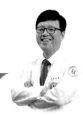
**골반 변위
자가 진단법**

- 옆으로 누울 때 편한 쪽이 있다.

- 어느 한쪽으로만 다리를 꼬는 것이 편하다.

- 습관적으로 잘 삐는 발목이 있다.

- 무릎을 꿇고 앉으면 한쪽으로 비껴 앉는 쪽이 거의 정해져 있다.

- 바지를 사서 똑같이 길이를 재단하였는데도 꼭 한쪽이 길다.

- 삐딱하게 앉아야만 편안하다.

- 양 어깨 높이가 다르다.

- 양 다리의 길이가 다르다.

- 뒤에서 보았을 때 엉덩이 높이가 다르다.

- 구두 뒷굽 닳는 모양이 좌우가 심하게 차이난다.

- 발을 붙이고 똑바로 서면 허벅지 사이가 뜬다.

짝다리 교정 댄스 02

01 개요

양쪽 다리의 길이가 차이나는 짝다리(다리 길이 불일치)는 심하지 않은 2cm 이하에서는 통증을 일으키지 않지만 다른 문제나 부상을 초래할 수 있다. 짝다리는 태어날 때부터 한쪽 다리가 짧게 태어난 해부학적 짝다리(anatomical discrepancy)와 실제 다리 길이는 같지만 골반 변위로 인해 한쪽 다리가 짧아 보이는 생리학적 짝다리(physiological discrepancy)로 나눌 수 있다.

짝다리 교정 댄스는 생리학적 짝다리를 교정해주는 댄스이다. 실제로 많은 사람이 생활습관 속에서 다리 길이의 차이가 나는 경우가 다반사이다. 흔하게 나타나는 짝다리 증상은 바짓단이나 신발이 한쪽만 유난히 닳는 것이다.

하지만 짝다리는 바짓단이나 신발의 문제를 넘어서 신체에 더 큰 악영향을 미칠 수 있으므로 경각심을 갖고 미연에 교정하는 것이 좋다. 짝다리 상태를 지속적으로 방치하면 몸이 기울어지면서 허리 디스크나 관절의 퇴행을 가속화시켜 빨리 늙도록 하기 때문이다. 상태를 방치하면 굳이 수술하지 않아도 될 디스크와 관절의 상태를 심각하게 악화시켜 끝내 수술에 이르게 되기도 한다.

이와 같이 척추나 관절에 심각한 문제를 야기하는 짝다리는 골반뼈가 좌우가 아니라 위아래로 틀어졌기 때문이다. 골반뼈가 위아래로 틀어지는 이유는 천장관절 위의 뼈가 움직였기 때문이다. 다리를 꼬고 앉거나 잘못된 자세 습관에 따라 골반뼈가 뒤에서 위아래로 움직여 짝다리가 되는 것이다.

골반뼈가 뒤에서 아래로 내려간 경우는 실제로 앞에서는 골반뼈가 위로 올라간 것이므로 대퇴골이 따라 올라가 다리가 짧아진다. 반대로 골반뼈가 뒤에서 위로 올라간 경우는 실제로 앞에서는 골반뼈가 밑으로 내려앉은 것이므로 다리 길이가 길어진다.

그러므로 교정을 하기 위해서는 뒤에서 아래로 빠져 골반 앞부분이 올라간 경우에는 아래로 처진 골반 뒷부분을 위로 올려주고, 역으로 뒤에서 위로 올라가 골반 앞부분이 아래로 처진 경우에는 위로 올라간 골반 뒷부분을 아래로 내려줘야 한다. 짝다리 교정 댄스는 이 원리를 이용한 춤이다.

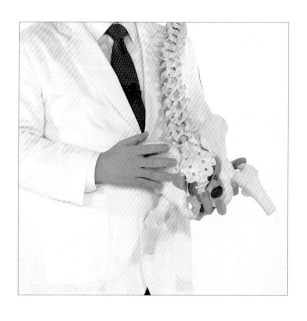

간혹 두 다리를 무조건 길어지게 하는 교정만 해서 키가 커보이도록 하겠다는 사람들이 있는데, 결코 해서는 안 될 일이다. 이미 우리가 가지고 태어난 정상 골반은 변함이 없는데 무조건 짧은 다리를 길게 만드는 교정만 반복해 길어지게 한다면, 그것 자체로 신체 이상이므로 척추나 관절에 악영향을 미쳐 더 큰 문제를 야기할 수 있기 때문이다.

짝다리 교정 댄스를 하기 전에 반드시 거쳐야 할 과정이 자신의 다리가 어느 쪽이 짧고 어느 쪽이 긴지를 진단하는 것이다. 이 자가 진단법은 혼자서는 불가능하고 다른 사람의 도움을 받아야 한다.

먼저 바닥에 매트 등을 깔고 똑바로 엎드린다. 이때 고개는 이마가 바닥에 닿도록 하고 옆으로 돌리면 안 된다. 그 상태에서 발가락 끝이 바닥에 닿도록 발목을 구부린 후 발뒤꿈치로 두 다리의 길이를 확인하면 어느 한쪽이 짧아져 있는지를 알 수 있다.

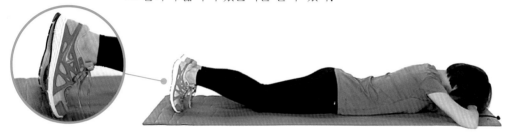

우측 다리가 짧은 경우(좌측 다리가 긴 경우)

우측 다리가 짧은 경우라면 골반뼈가 뒤쪽에서 아래로 내려갔기 때문에 위로 올려줘야 한다. 정자세로 선 후 짧아진 우측 다리의 무릎을 살짝 굽혔다가 뒤로 힘 있게 뻗어준다. 이렇게 하면 대둔근을 쓰면서 천장관절이 아래로 내려온 골반뼈 뒷부분을 위로 가도록 도와준다. 같은 동작을 10회 반복한다.

우측이 짧아졌다면 좌측 다리는 길어졌을 것이다. 그러므로 길어진 다리를 다시 제 위치로 보내 정상으로 만들어야 한다. 다리가 길어졌다는 것은 골반이 뒤에서 위로 올라가 앞에서는 아래로 처졌기 때문이다.

그러므로 위로 올라간 골반을 아래로 내려줘야 밑으로 처진 골반 앞부분이 위로 올라가 다리 길이가 정상으로 돌아올 수 있다. 이 때문에 좌측 다리를 가슴 쪽으로 올렸다가 내리기를 10회 반복하면 된다. 이때 다리의 각도는 90도를 유지하는 것이 좋다.

양쪽 다리를 교정하였으면 다시 엎드려 두 다리의 길이를 측정해 길이가 같아졌는지 확인한다.

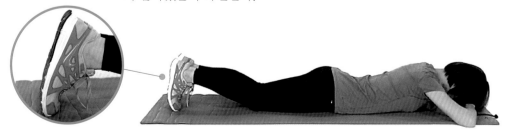

양쪽 다리 길이가 같아진 경우

두 다리의 길이가 같아졌다고 해도 효과는 3시간밖에 가지 않으므로 짝다리 교정 댄스 역시 매일 꾸준히 반복적으로 해주어야 효과적이다.

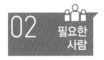

02 필요한 사람

현재 증상은 없을 수 있지만 앞에서 밝힌 증상이 있거나 확연히 자신의 다리가 짝다리인 사람이다.

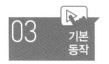
짧은 다리 교정 동작

자신의 짧은 다리를 뒤로 쭉 빼서 바닥을 찍어주고 반동을 이용해 바로 앞으로 끌어당겨 무릎을 세웠다가 다시 뒤로 뻗어 바닥을 찍어준다. 무릎을 세울 때 너무 많이 세우면 안 된다. 반대편 다리는 구부리며 살짝 제자리에서 뛰어준다. 10회 반복한다.

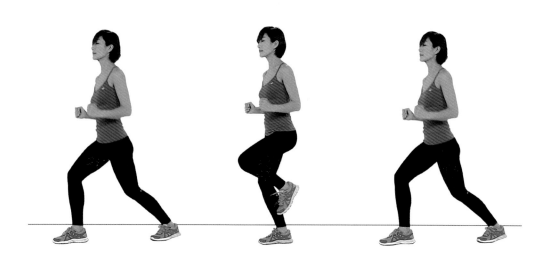

긴 다리 교정 동작

짧은 다리 반대편 다리의 무릎을 직각으로 세워 위로 올려준다. 짧은 다리를 뒤로 빼주는 듯 하면서 긴 다리는 위로 올려주는 동작을 연속적으로 10회 시행한다.

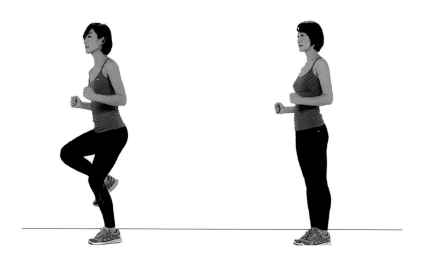

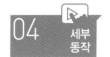

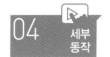 자신의 다리 길이 상태를 확인한 후 차렷 자세로 선다. 양팔은 옆구리에 직각으로 자연스럽게 놓는다.

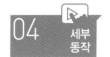 좌측 다리가 짧다면 좌측 다리의 무릎을, 우측 다리가 짧다면 우측 다리의 무릎을 적당히 굽힌다.

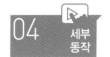 굽혔던 무릎을 쭉 펴면서 뒤로 쭉 뻗어 바닥을 찍는다. 2~3번 동작을 10회 반복한다.

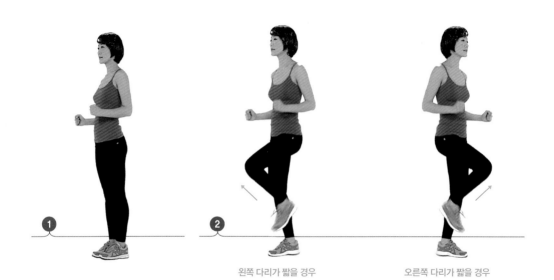

왼쪽 다리가 짧을 경우   오른쪽 다리가 짧을 경우

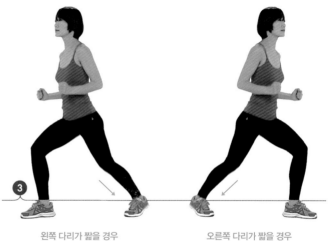

왼쪽 다리가 짧을 경우   오른쪽 다리가 짧을 경우

4 반대편 다리의 무릎을 90도 각도로 올린다.

5 올렸던 무릎을 편다. 4~5번 동작을 10회 반복한다. 이후 자가 진단을 통해 다리 길이의 차이를 확인한다. 교정되지 않은 경우에는 교정될 때까지 2~5번 동작을 반복한다.

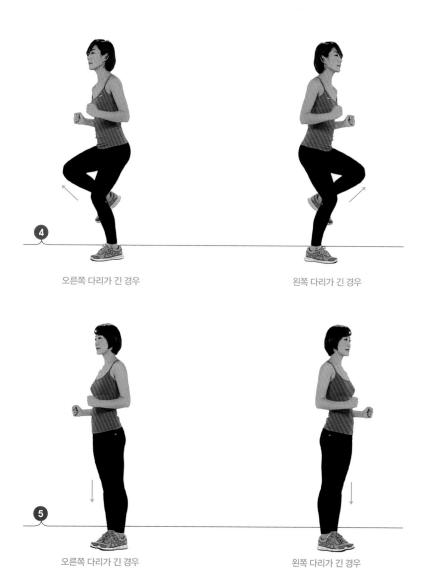

4 오른쪽 다리가 긴 경우 / 왼쪽 다리가 긴 경우

5 오른쪽 다리가 긴 경우 / 왼쪽 다리가 긴 경우

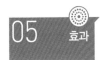

가장 큰 효과는 짝다리의 교정이다.

짝다리의 교정을 위해 시행하지만 한 번 교정되었다고 방심하지 말고 지속적으로 다리 길이를 점검한 후 꾸준히 해주는 것이 짝다리의 예방에 좋다.

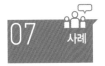

A씨는 60대 초로의 신사 분으로 디스크 때문에 우리 병원에서 치료를 받는 환자였다. 하루는 진료를 하던 중 A씨가 "원장님, 디스크에 걸리면 다리 길이도 달라지나요"라고 물었다. 이유를 물으니 오래 전부터 바짓단 한쪽이 유난히 많이 쓸리고 인터넷을 검색해 다리 길이를 알아보는 자가 진단법을 해보니 오른쪽 다리가 짧더라는 것이다.

A씨는 그 모든 증상이 디스크 때문에 일어난 것이라 굳게 믿고 있는 듯했다. 그러나 무엇보다 A씨의 마음을 무겁게 한 것은 "앞으로 얼마나 살지 모르지만 계속해서 다리가 짧아지는 것은 아닌지 걱정도 되고, 혹시라도 연장수술을 해야 하는 것은 아닌지"였다.

저자는 A씨에게 짝다리에 대해 설명해드린 후 짝다리 교정 댄스 동작을 알려드렸다. 몇 주 후 진료를 위해 저자를 찾은 A씨는 "원장님 덕분에 내자와 함께 요즘 춤바람이 단단히 났습니다"라며 웃었다.

음악에 맞춰 짝다리 교정 댄스를 하는 A씨를 보더니 "다 늙어 웬 춤바람"이냐며 핀잔을 주던 아내분이 A씨의 설명을 들은 후 함께 짝다리 교정 댄스를 하기 시작하였다는 것이다. 저자는 두 분이 더 건강하게 지내시는 데 도움이 되라고 다른 댄스 동작도 알려드렸다.

다시 다음 진료 일에 저자를 찾은 A씨는 "원장님 덕분에 온가족이 춤바람"이라며 웃었다. 부부가 좋아하는 음악을 틀어놓고 척추건강댄스를 해보니 따로 운동이 필요 없을 정도로 좋더라는 것이다.

그래서 늘 바쁜 일상으로 운동을 제대로 하지 못하는 자녀들에게도 알려줘 온가족이 모두 하고 있다는 얘기였다. 자녀들이 자신이 느낀 효과를 주위 지인들에게 알려줘 A씨 주변에서는 온통 척추건강댄스 바람이 일고 있다고 했다.

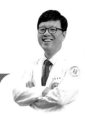

**복합적인
골반 문제
교정법**

복합적인 골반 문제란 골반이 틀어져 있으면서 짝다리인 경우를 말한다. 예를 들어 눈을 감고 제자리걸음을 40보 하였더니 우측으로 기울어 골반이 우측으로 틀어져 있으면서, 엎드려 다리 길이를 쟀더니 우측 다리 길이마저 짧은 것이다.

이러한 경우에는 먼저 짧아진 우측 다리를 교정해 다리 길이를 맞춘 후 다시 눈을 감고 제자리걸음을 40보 해서 틀어진 골반이 교정되었는지 확인한다. 대개는 다리 길이를 맞추면 틀어진 골반도 맞춰질 수 있기 때문이다.

틀어진 골반이 교정되었다면 추가 교정이 필요 없지만, 여전히 골반이 우측으로 틀어진 상태라면 골반 교정 댄스를 통해 우측 골반을 교정해준다. 반대로 좌측 다리가 짧고 좌측 골반이 틀어진 경우에도 교정 방법은 마찬가지이다.

한편 좌측 다리가 짧고 우측 골반이 틀어진 경우라면 역시 먼저 짧아진 좌측 다리를 교정한 후 틀어진 우측 골반을 교정하면 된다. 즉 짧아진 다리를 교정한 후 자가 진단, 교정되었다면 골반 자가 진단, 교정되지 않았다면 골반 교정 댄스 순으로 진행한다.

여기서 짧아진 다리를 교정할 때 그쪽 다리만 교정하는 것이 아니라 반대쪽 길어진 다리도 함께 교정하는 것을 잊어서는 안 된다.

거북목 댄스

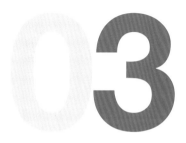

03

01 개요

정상적으로 경추(목뼈)는 C자, 흉추는 역C자, 요추는 C자 모양을 해야 한다. 거북목은 경추가 정상적인 C자 커브에서 벗어난 경우를 말하며, 목 주변의 통증, 두통, 어깨 통증 등을 일으키는 원인이 된다. 거북목 증후군이 발생하는 가장 큰 원인은 자세인데, 머리가 앞으로 향하는 구부정한 자세가 지속되면 척추의 윗부분이 스트레스를 받게 되고 목 뒷부분의 근육과 인대가 늘어나 통증을 유발한다.

실제로 우리의 일상을 보면 거의 모든 자세가 팔을 앞으로 두고 고개를 숙이는 자세이다. 책상에 앉아 공부할 때에도 그렇고 사무실에 앉아 업무를 볼 때에도 마찬가지이다. 뿐만 아니라 운전하거나 설거지를 할 때에도 우리의 자세는 손을 앞으로 두고 고개도 앞으로 숙이는 자세이다. 최근에는 스마트폰 사용으로 길을 걸으면서도 이러한 자세를 취한다.

고개가 1cm 앞으로 빠질 때마다 목뼈에는 2~3kg의 하중이 실리는데, 처음에는 체감할 수 없는 미미한 정도이지만 시간이 지날수록 집중력 감퇴, 전신 피로, 어깨 결림, 뒷목 통증, 두통, 현기증, 손 저림, 눈의 피로 등의 증상이 나타난다.

거북목 댄스는 이러한 평소 우리들의 자세를 반대가 되도록 하는 것이다. 팔을 뒤로 보내고 목도 젖혀서 원래의 C자로 만들어야 한다. 그런데 목을 뒤로 젖히기만 한다고 목이 C자가 되는 것은 아니다.

우리의 상체는 옆에서 보면 목이 C자, 등이 역C자, 허리가 C자가 되어 S라인을 형성한다. 이것이 깨지면 거북목이 되는 것이다. 그러므로 가슴을 활짝 열어 곧추세울 때 흉추를 역C자로 만들어야 목도 자연스럽게 C자가 된다. 거북목 댄스는 이렇듯 목과 척추를 잇는 S라인을 만들어 저절로 거북목이 교정되도록 하는 댄스이다.

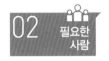

집중력 감퇴, 전신 피로, 어깨 결림, 뒷목 통증, 두통, 현기증, 손 저림, 눈의 피로 등의 증상이 있는 사람이나 완전히 거북목 증후군을 진단받은 사람이다.

거북목 댄스에서 기본 동작의 뿌리에는 시루떡 댄스의 기본 동작이 있지만, 무릎을 굽히며 내려갈 때 가슴을 활짝 열어주기 위해 팔을 뒤로 보내는 것이 거북목 댄스의 중요 포인트이다. 즉 댄스를 시작할 때 팔을 가슴 높이로 들어 팔꿈치를 ㄱ자로 꺾은 후 무릎을 굽혀 내려가면서 엉덩이를 뒤로 뺄 때 어깨를 이용해 팔을 뒤로 보내는 것이다. 팔은 가슴이 활짝 열리고 등 근육이 땅기는 느낌까지 최대한으로 벌려 팔뚝을 완전히 뒤로 보낸다.

차렷 자세에서 양팔을 90도 각도로 들어 팔꿈치를 ㄱ자로 꺾어준 다음, 무릎을 서서히 굽히면서 허리에 힘을 주고 상체를 꼿꼿하게 세워 허리를 C자로 만든 상태에서 엉덩이를 뒤로 빼준다. 동시에 팔뚝이 완전히 몸 뒤로 가도록 팔을 젖혀 가슴을 활짝 열어준다.

무릎을 펴고 일어서며 팔도 다시 제 위치로 보낸다. 이와 같은 동작을 계속 반복하다가 리듬을 타게 되면 점차 속도를 높여 빠르게 한다. 연속동작으로 골반의 반동을 이용해 움직여준다.

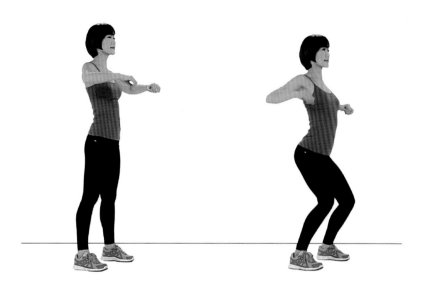

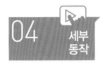

04 세부 동작

1. 다리를 어깨너비로 벌리고 척추를 꼿꼿하게 세운 후 팔을 90도 각도로 들어 팔꿈치를 ㄱ자로 꺾는다.

2. 1번 자세에서 무릎을 굽히면서 허리에 힘을 주고 C자로 만들며 엉덩이를 뒤로 빼면서 팔을 힘껏 몸의 뒤로 젖혀 가슴을 열어준다.

3. 다시 일어서면서 팔을 제 위치로 가져간다. 2~3번 동작을 반복한다.

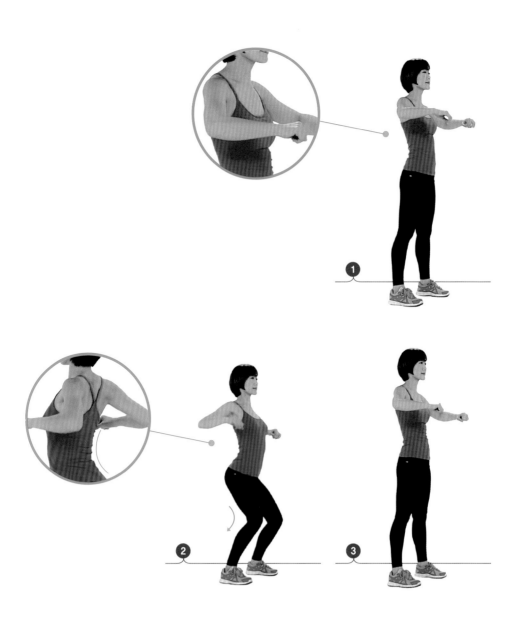

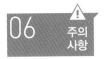

가장 큰 효과는 거북목의 개선이며, 지속적으로 하면 자칫 일상에서 쉽게 개선되지 않는 자세로 인해 재발할 수 있는 거북목 증후군의 예방에도 좋다.

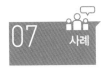

동작이 간단해보이지만 거북목 댄스는 목, 허리나 무릎에 영향을 많이 미친다. 그러므로 댄스를 하기 전에 목 스트레칭은 물론 뒷목을 충분히 주물러주고 허리를 돌려주며 무릎 역시 구부렸다 폈다 하는 식의 준비 스트레칭을 한 후에 댄스를 하는 것이 안전하고 효과를 극대화하는 방법이다. (제8장 스트레칭 참조)

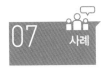

40대 직장인 O씨는 언제나 만성 피로와 전신 근육통에 시달려 저자를 찾은 환자였다. 늘 새로운 프로젝트에 대한 압박과 종일 앉아서 근무하는 환경으로 인해 O씨의 척추는 위태로워보였다.

특히 퇴근 시간이 다가오면 뒷목이 당기면서 어깨와 등의 통증이 늘 O씨를 괴롭혔다. 최근에는 편두통은 물론 눈의 피로 때문에 운전해서 귀가하는 일도 힘겹다고 했다. 귀가 후에는 그야말로 물에 젖은 솜처럼 늘어져 가족들과 대화도 나누지 못할 정도였다.

진료실에 들어서는 O씨는 언제나 피곤에 절은 모습이었다. 저자는 안타까운 마음에 척추건강댄스에 관한 이야기를 하고 동작이 담긴 동영상 CD를 주면서 "시험 삼아 한번 해보십시오. 몸이 건강해지면 피로도 잘 이길 수 있고 적어도 오랜 시간 앉아서 근무하는 환경 때문에 나타나는 척추의 고통은 덜 수 있을 겁니다"라고 말했다.

CD를 받아든 O씨의 얼굴은 그다지 미덥지 못한 모습이었다. 그도 그럴 것이 늘 피곤에 절어 가족들과 대화도 못한다는 사람에게 댄스를 하라니 황당했을 수도 있었다. 나는 내심 그렇더라도 O씨가 척추건강댄스를 조금씩이라도 했으면 하는 마음이었다.

그런데 적어도 3주에서 한 달 사이에 한 번은 병원을 찾던 O씨가 2개월 만에 저자를 찾았다. 평소에 비해 얼굴에 화색이 돌고 피곤에 절은 모습도 아니었다. 좋은 일이라도 생겼냐는 저자의 물음에 O씨는 "원장님께서 최고의 약을 선물해주셨잖아요. '처음에는 이 힘든 걸 왜 하라고 하셨나?'라고 원망도 했는데, 몸치라 리듬은 잘 못 타지만 음악을 들으면서 하니까 은근히 중독성이 있어 매일 하게 되더라고요. 뱃살도 빠지고 피로도 덜하고. 아무리 생각해도 변화라고는 원장님 댄스를 한 것밖에 없으니 그 덕이겠죠. 이러다 저 아예 병원도 안 올 정도로 건강해지면 원장님 손해 아닌가요?"라며 환하게 웃었다.

O씨에게 뚜렷하게 나타났던 거북목 증후군도 완전히 나은 상태였다. 척추와 목이 바로 서니 그로 인해 O씨를 짓눌렀던 모든 증상이 나아진 것이다. 저자가 만든 운동치료법이지만 척추건강댄스의 효과를 확인할 때마다 말 할 수 없는 보람을 느낀다.

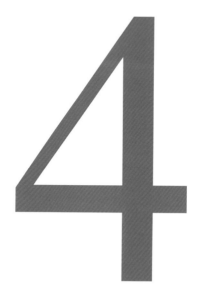

4

고도일의 척추댄스 테라피

관절 강화
댄스

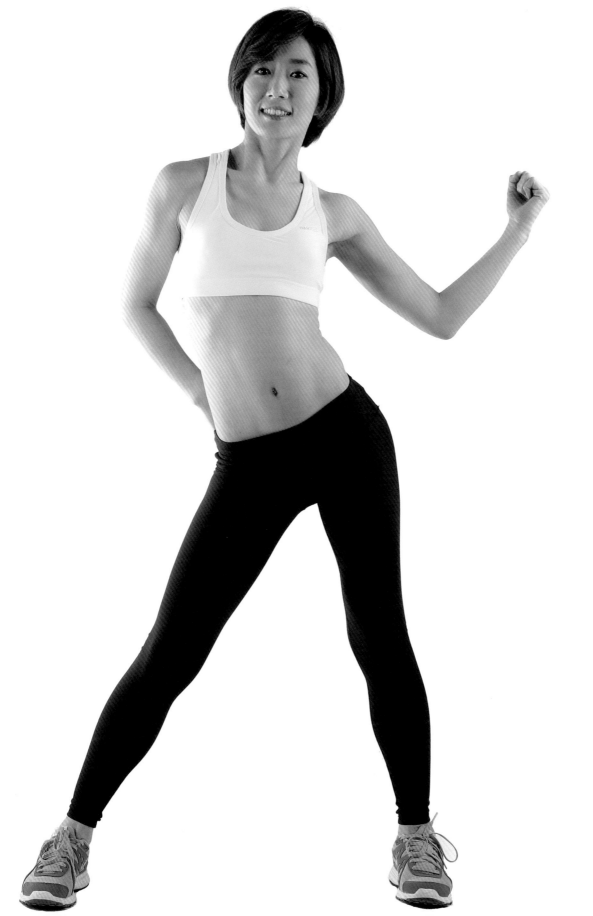

평소에 잘 쓰지 않는 옆구리 근육과 어깨 및 팔 근육을 사용하여, 이 근육들을 안전하게 강화하여 관절 주변을 안정화함으로써 관절을 보호하는 댄스 동작을 소개한다.

회오리
댄스

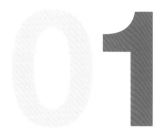

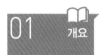

회오리 댄스는 평소 잘 사용하지 않아 다치기 쉬운 근육인 어깨 근육과 옆구리 근육을 강화하여주는 댄스이다. 어깨와 옆구리의 근육이 강화되면 상체뿐만 아니라 어깨에 생길 수 있는 문제를 예방할 수 있다.

평소 어깨 통증이 있는 사람이나 상체가 약한 사람에게 필요한 운동이다. 어깨 및 상체 근육의 강화에 도움이 되지만 전체적으로 운동이 필요한 사람에게 두루 필요한 댄스이다.

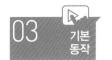

03 기본 동작

다리를 어깨너비로 벌리고 볼링을 하듯이 오른팔을 앞으로 쭉 뻗으면서 왼쪽 다리를 살짝 들었다가 밟으며 골반을 왼쪽으로 쭉 밀어준다. 이때 체중은 왼쪽 다리에 실리도록 한다.

몸을 세우면서 팔을 내리고 체중을 반대쪽으로 이동하며 왼팔을 앞으로 쭉 뻗고 오른쪽 다리를 살짝 들었다가 슬며시 누르면서 오른쪽으로 골반을 밀어준다. 이 동작을 반복한다.

다리를
어깨너비로 벌린다

볼링을 하듯이 한쪽 팔을
앞으로

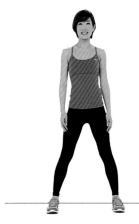

골반은 반대편으로
쭉 밀어준다

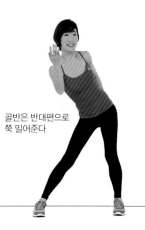

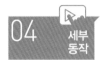

1 볼링공을 던진다는 생각으로 오른팔을 앞으로 쭉 뻗는다.

2 1번 동작과 동시에 왼쪽 다리를 살짝 들어준다.

3 들었던 왼쪽 다리를 내려놓으면서 동시에 왼쪽 골반을 왼쪽으로 밀어준다. 왼쪽 다리에 체중을 싣는다.

4 왼팔을 1번 동작과 마찬가지로 앞으로 쭉 뻗으면서 동시에 오른쪽 다리를 살짝 들어준다.

5 3번 동작과 마찬가지로 들었던 오른쪽 다리를 내려놓으면서 동시에 오른쪽 골반을 오른쪽으로 밀어준다. 오른쪽 다리에 체중을 싣는다. 1~5번 동작을 반복한다.

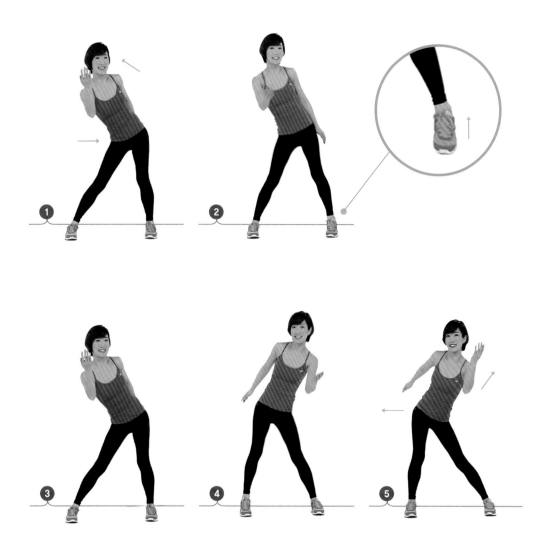

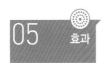

기본적으로 어떤 댄스든 전신운동 효과가 있다. 회오리 댄스 역시 볼링 공을 던지 듯 팔을 뻗어줄 때 몸통 쪽의 복사근, 요방형근과 광배근이 자극을 받고 팔을 뻗는 동작에서 삼두근과 이두근이 자극을 받는다.

엉덩이를 좌우로 빼주는 동작에서 중둔근과 대둔근은 물론 천장관절이 많이 움직여 단련된다. 다리에 힘을 주고 서 있는 동작에서 대퇴사두근 등 허벅지 근육 역시 자극을 받아 단련된다.

특히 팔 동작을 할 때 앞으로 뻗어주면서 기우는 쪽 옆구리 근육은 당겨 주고 반대쪽 옆구리 근육은 늘여주는 효과가 있다. 옆구리 근육이 단련 되면 자연스럽게 군살이 빠지고 무엇보다도 척추를 튼튼하게 받쳐주어 건강한 몸이 될 수 있다.

어깨나 옆구리 근육은 양쪽을 다 사용해야 하므로 대개 일상 속에서 한 쪽 근육만 많이 사용하는 현대인들에게 매우 유용한 댄스가 회오리 댄 스이다.

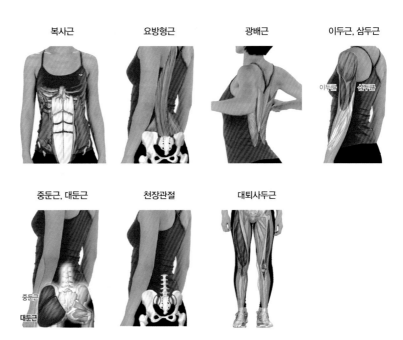

복사근   요방형근   광배근   이두근, 삼두근

중둔근, 대둔근   천장관절   대퇴사두근

회오리 댄스는 평소 사용하지 않던 근육들에 작용하는 운동이므로 댄스를 하기 전에 스트레칭, 특히 옆구리와 어깨의 근육을 풀어주는 스트레칭을 충분히 한 후 시행해야 한다.(159~161페이지 스트레칭 참조)

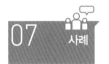

07 사례

야구 마니아이면서 직장 야구단에서 타자를 맡고 있는 M씨는 40대 직장인이다. 지난해 야구 경기 중 복사근 염좌라는 부상까지 당해 3주간 재활치료를 받은 적이 있을 정도로 야구라면 물불을 가리지 않는 환자였다.

연고지가 지방인데도 어머니와 장인의 디스크 치료를 위해 저자를 찾았던 M씨에게 지난해 복사근 염좌라는 부상을 입었다는 소리를 듣고 척추건강댄스가 녹화된 CD를 주었다. 처음에는 멋쩍게 웃으며 "춤으로 교정도 되고 재활도 할 수 있다고요?"라며 반신반의하는 얼굴이었다.

몇 개월이 지나 M씨가 어머니를 모시고 저자를 찾았다. 저자는 척추건강댄스를 하고 있는지 묻고 싶었지만 처음 CD를 받을 때 M씨의 표정을 생각하고 묻지 못했다. 저자의 예상에 M씨는 단지 댄스라는 이유만으로도 하지 않았을 것 같았기 때문이다.

그런데 어머니의 치료가 끝나자 M씨는 수줍게 웃으면서 "원장님, 우리 야구단은 요즘 원장님 척추건강댄스를 준비운동삼아 하고 있습니다. 애들 보기도 그렇고 마누라 보기도 그래서 야구단이 모였을 때 함께 해보자고 했더니 선수들이 호기심 반으로 시작했거든요. 그런데 이게 별거 아닌 줄 알았더니 엄청 운동이 되더라고요. 그래서 가족과 함께 하는 선수들도 생겼어요. 특히 애들이 춤이라고 하니까 무척 열심이라고 하더군요. 전 옆구리 운동 되는 댄스 위주로 하고 있어요. 복사근 염좌를 당하고 나니까 옆구리 근육이 튼튼해져야 하겠다는 생각도 들고 하고 나니 시원하기도 해서요. 감사 인사를 드려야 할 것 같아서요…"라며 수줍게 웃었다.

늘 앉아서 책을 읽거나 글을 쓰는 지인 한 사람은 등과 어깨 통증도 있지만 특히 옆구리 통증을 항상 호소하는 편이었다. 운동량이 전혀 없는 친구라 책 읽기나 글쓰기가 지루하게 느껴질 때 음악 듣는 셈치고 해보라며 회오리 댄스 동작을 가르쳐준 적이 있었다.

처음 동작을 보더니 "차라리 볼링을 치라고 하지"라며 멋쩍게 웃었다. 그래도 저자를 믿고 한번 해보라고 권하자 "운동이라면 질색인데 심지어 댄스를 하라고?"라며 궁시렁거리며 돌아갔다.

그런데 생각보다 상당히 열심히 했던 모양이다. 의외로 효과를 스스로 느끼게 되자 이후 한 동작씩 야금야금 배워가더니 지금은 나보다 댄스 동작을 더 잘한다. 특히 처음 배운 회오리 댄스는 완전 마니아가 되었다.

처음에는 온몸이 아프고 특히 옆구리가 더 아팠지만 차츰 시간이 지날수록 몸이 무거울 때 댄스를 하고 나면 힘은 들어도 개운하고 가벼운 느낌이 좋아 틈나는 대로 하고 있다고 했다. 물론 요즘은 등이며 옆구리가 결린다며 저자를 찾는 일도 없어졌다.

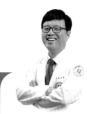
삼두근

상완삼두근(Triceps brachii)은 위팔 뒷면에 위치해 팔꿈치를 펴는 역할을 하며, 위팔의 뒷면에서 어깨와 아래팔을 잇는 커다란 방추형 근육이다. 삼두근은 긴 갈래, 바깥쪽 갈래와 안쪽 갈래가 각각 어깨뼈 오목아래결절, 위팔뼈 뒷면의 요골신경구 위와 아래 부분에서 시작된다.

이두근

상완이두근(Biceps brachii)은 위팔의 앞쪽에 위치해서 팔을 굽히고 안쪽으로 돌리는 역할을 하며, 근육피부신경의 지배를 받는다. 이두근의 명칭은 이 근육이 긴 갈래 근육과 짧은 갈래 근육으로 두 갈래에서 시작되기 때문에 붙여졌다. 이두근은 아래팔이 뒤침 상태일 때 아래팔의 굽힘 근육으로 작용한다. 짧은 갈래는 어깨관절의 탈구를 방지한다.

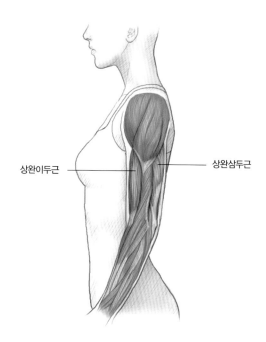

상완이두근 ——————   —————— 상완삼두근

솔더 댄스

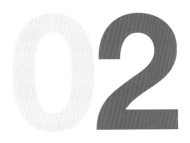

02

01 개요

우리의 어깨는 많은 일을 하지만 그 사용량에 비해 운동량이 적다. 이 때문에 자주 통증에 시달리는 근육이 바로 어깨 근육이다. 솔더 댄스는 일명 어깨춤으로 어깨 근육들을 강화하여 통증은 물론 오십견을 예방할 수 있다.

오십견은 오십대를 전후해 어깨에 생기는 증상이라고 해서 붙여진 이름이지만 최근에는 이름과 달리 오십견을 호소하는 연령대가 점차 낮아지고 있다. 이는 다양한 스포츠 활동이나 스마트폰과 컴퓨터의 장시간 사용이 원인이다.

오십견이 오면 어깨에 극심한 통증이 있고 팔을 움직일 수 없는 증상을 보이며, 그대로 두면 통증은 사라지지만 어깨가 굳는다. 심할 경우에 말 그대로 손가락 하나 움직이기 힘들고 극심한 통증이 동반되기도 한다.

02 필요한 사람

오십견 예방을 위한 댄스이지만 오십견 증상이 있는 사람도 솔더 댄스를 하면 나아질 수 있다. 또한 오십견과 상관없이 어깨 통증이 잦은 사람도 이 댄스를 통해 어깨를 튼튼하게 만들면 통증의 고통에서 벗어날 수 있다.

큰 대(大)자 형태로 팔과 다리를 뻗어준다. 양팔을 겨드랑이에서 직각이 되도록 좌우로 들고 다리도 충분한 너비로 벌려주는 것이다. 이때 하체를 좌우로 살짝만 움직여주다가 골반을 중심축으로 양 어깨를 좌우로 밀어준다.

어깨를 오른쪽으로 밀 때 오른 손바닥을 위로 향해 비틀어주고 왼손은 바닥을 향해 비틀어준다. 반대로 어깨를 왼쪽으로 밀 때에는 왼 손바닥을 위로 향해 비틀고 오른손은 바닥을 향해 비튼다.

연속동작 이후에 양팔을 겨드랑이에서 직각이 되도록 좌우로 뻗은 상태에서 팔꿈치만 직각으로 꺾어 위로 올렸다가 직각으로 내려주는 동작을 반복한다. 이후 오른손과 왼손을 번갈아가며 올렸다 내려준다.

이상의 세 가지 동작을 연속동작으로 반복한다.

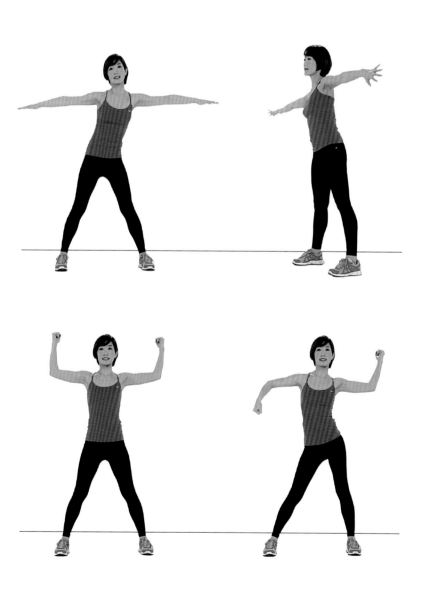

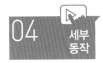

04 세부
동작

① 양팔을 겨드랑이에서 직각이 되도록 좌우로 쭉 뻗고 다리도 충분히 벌려준다.

② 하체를 좌우로 살짝 움직이다가 골반이 향하는 반대쪽으로 어깨도 함께 밀어준다.

③ 어깨를 밀어주면서 양팔을 서로 반대 방향으로 최대한 비틀어준다.

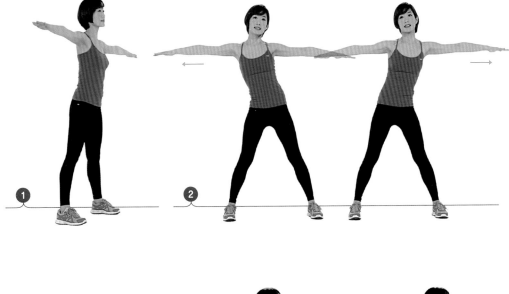

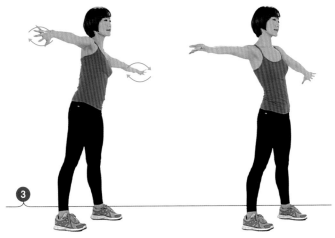

4 양팔을 겨드랑이에서 직각이 되도록 좌우로 뻗은 상태에서 팔꿈치만 직각으로 꺾어 손이 아래를 향하도록 한다. 두 손을 위로 올렸다가 아래로 내리는 동작을 반복한다.

5 4번 동작에서 왼손과 오른손을 번갈아가며 직각으로 위로 올렸다가 내리는 동작을 반복한다. 2~5번 동작을 연속동작으로 반복한다.

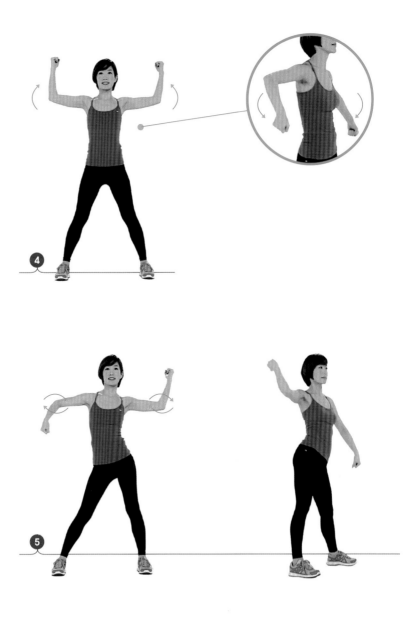

05 효과

양팔을 겨드랑이에서 옆으로 45도 정도 들면 극상근이, 90도로 들면 삼각근이 자극을 받는다. 숄더 댄스에서는 양팔을 겨드랑이에서 옆으로 90도 들고 골반을 가볍게 좌우로 움직여주다가 양팔을 서로 반대 방향으로 비틀어주기 때문에 삼각근이 강화된다.

또한 양팔을 겨드랑이에서 옆으로 90도 들고 팔꿈치를 손이 아래를 향하도록 90도로 꺾은 후 오른손이 위로 향하고 왼손이 아래로 향하도록 교대로 상하 반복 동작을 하면 극하근과 견갑하근을 사용해 이들 근육이 강화된다.

06 주의 사항

동작이 보기보다 어깨나 상체의 근육들에 가하는 자극이 많으므로 댄스를 하기 전에 충분히 스트레칭을 하는 것이 좋다(159~161페이지 스트레칭 참조). 그리고 오십견이 심한 사람은 진단을 받은 후 댄스를 하는 것이 바람직하다. 어깨 통증이 심한 사람은 병원에서 간단한 통증 치료를 받고 통증이 없어진 상태에서 하면 어깨 가동성이 좋아진다.

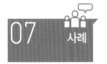

07 사례

오십견 초기 증상을 보이던 우리 병원 직원이 반신반의하면서 숄더 댄스를 시작했다. 처음에는 오십견으로 인해 늘 뻐근했던 어깨의 통증이 심했지만 치료 및 오십견이 심해지지 않도록 예방 차원에서 꾹 참고 계속했다.

1개월 정도가 지나자 동작을 하면서 오는 통증이나 힘든 점은 없어지고 항상 무겁게 짓누르는 듯한 어깨가 점차 가벼워졌다. 이 직원은 요즘 다른 척추건강댄스 동작들을 익히고 있다.

반신반의로 시작한 댄스로 어깨 통증이 나아지는 효과를 체험하니 다른 동작들도 배워 건강을 되찾겠다는 생각이다. 특히 이 직원이 척추 교정 댄스를 선호하게 된 것은 굳이 시간과 장소를 가리지 않고 할 수 있기 때문이란다.

오십견 통증으로 우리 병원을 찾은 5명의 환자들에게 숄더 댄스 동작을 가르쳐주고 꾸준히 시행하도록 했더니 결과가 놀라웠다. 주사로 통증을 없앤 상태로 짧게는 며칠에서 길게는 2주 정도가 지나자 환자들은 통증이 조금씩 줄어들었거나 활동범위가 좋아졌다고 했다.

또한 오십견은 아니지만 어깨 통증을 호소하는 환자 12명을 대상으로 숄더 댄스를 하도록 했더니 100%의 환자가 역시 며칠에서 몇 주 안에 어깨 통증이 사라지고 통증이 없는 상태가 유지되는 효과를 보았다. 뿐만 아니라 몸이 가벼워졌다고 느끼거나 오랫동안 컴퓨터 작업을 해도 팔이나 어깨에 무리가 가지 않는다는 결과가 나오기도 했다.

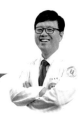

승모근

승모근(Trapezius)은 위로 후두골로부터 아래로 흉추에 이르기까지 길게 내려오고 옆으로는 견갑골까지 걸쳐 있는 근육으로, 어깨를 움직이고 팔을 잡아주는 근육이다.

크게 위, 중간 및 아래 세 부분으로 나뉜다. 윗부분은 견갑골을 올리고 중간 부분은 견갑골을 들이며 아랫부분은 견갑골을 내리는 작용을 한다.

삼각근

삼각근(deltoid)은 상완와관절의 중요한 안정근으로 3개의 근육(전삼각근, 중삼각근, 후삼각근)으로 이루어져 있다. 특히 어깨 탈구의 방지를 위해서는 삼각근이 강해야 한다. 어깨를 바깥쪽으로 들어주는 역할을 한다.

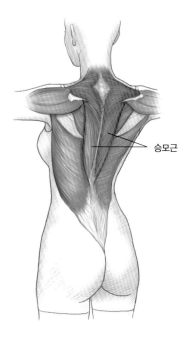

승모근

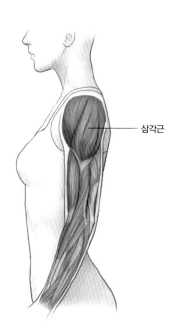

삼각근

견갑하근

견갑하근(Subscapularis)은 견갑골 안쪽으로 붙어 있는 근육으로 상완골두 전면을 지나 상완골 소결절로 주행한다. 이 근육은 어깨관절와에서 상완골두의 안정성에 기여한다.

극하근

극하근(Infraspinatus)은 극상근, 소원근 및 견갑하근과 함께 회전근개를 이루는 주 근육이다. 이 근육은 어깨관절의 외회전을 담당하고 팔을 움직이는 동안 어깨관절을 고정시킨다.

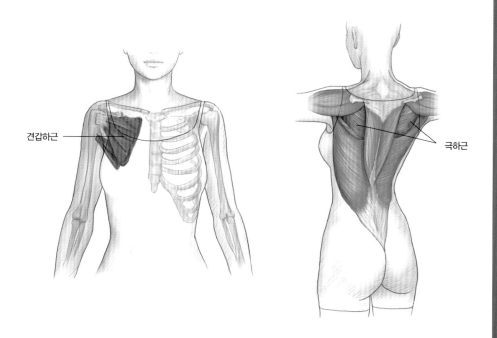

견갑하근

극하근

핸들 댄스

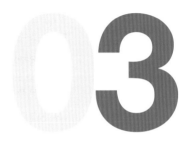

01 개요

핸들 댄스 역시 어깨 강화 댄스로 숄더 댄스와 효과는 마찬가지이다. 다만 숄더 댄스에 비해 어깨에 무리를 주지 않아 어깨가 많이 약한 사람도 쉽게 할 수 있는 댄스이다. 아울러 그만큼 동작도 간단하고 재미있어 흥미롭다.

핸들 댄스는 이름처럼 마치 운전을 하듯이 동작을 하다가 클론의 '초련' 음악에 맞춰 추던 춤처럼 두 손목을 붙이고 돌리는 동작을 하므로, 쉽고 신나게 즐기며 어깨를 강화할 수 있는 댄스이다.

02 필요한 사람

어깨가 약하다고 느끼는 모든 사람에게 필요한 댄스이다. 이 외에도 어깨를 많이 사용하는 직업을 가진 사람이나 컴퓨터 작업을 많이 하는 사람에게도 어깨를 강화해 통증의 유발을 예방하므로 반드시 필요한 댄스이다.

박자에 맞춰 골반을 좌우로 흔들어주면서 골반이 나가는 방향의 팔을 들어 올려주고 반대쪽 팔은 엉덩이 뒤쪽으로 내려준다. 골반을 흔들면서 반동을 이용해 양손을 번갈아서 어깨를 회전시켜 준다.

골반은 움직이는 상태에서 양손을 앞으로 뻗어 운전대를 잡듯이 손을 말아 쥐고 골반의 방향에 맞춰 왼쪽 및 오른쪽으로 핸들을 돌리듯 어깨부터 팔까지 돌려준다. 이때 팔이 구부러지지 않게 바로 앞으로 쭉 펴주는 것이 관건이다.

다시 양팔을 뻗은 상태에서 손목을 서로 붙이고 손바닥을 펴서 좌우로 비틀어 돌려준다.

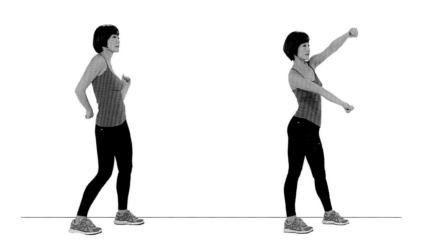

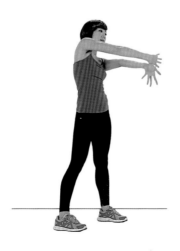

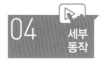

1 골반을 좌우로 흔들다가 골반이 나가는 방향의 팔을 들어 올려주고 반대편 팔은 엉덩이 뒤쪽으로 내려준다.

2 골반을 계속 움직이면서 양팔을 앞으로 곧게 뻗어 핸들을 잡은 듯 손을 거머쥔 후 골반이 움직이는 방향에 맞춰 운전하듯 어깨와 팔을 함께 돌린다.

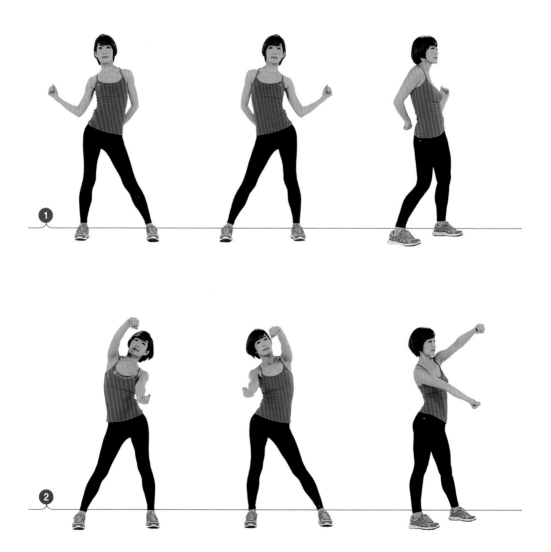

3 골반을 계속 움직이면서 손목을 서로 붙이고 손바닥을 펴서 좌우로 비틀어 돌려준다. 1~3번
동작을 반복한다.

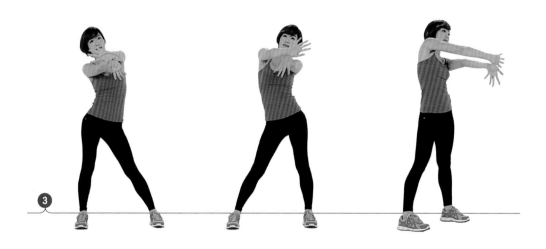

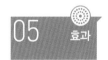

핸들 댄스는 어깨 근육, 특히 극하근과 견갑하근을 다 사용해 단련시킬
수 있다.

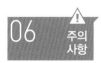

어깨 근육의 움직임이 많은 댄스이므로 충분히 어깨 근육을 풀어주는
스트레칭을 한 후에 댄스를 하는 것이 좋다. (159페이지 스트레칭 참조)

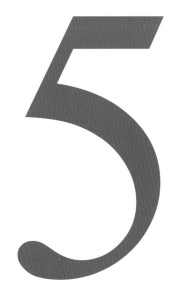

5

고도일의 척추댄스 테라피

키크기
댄스

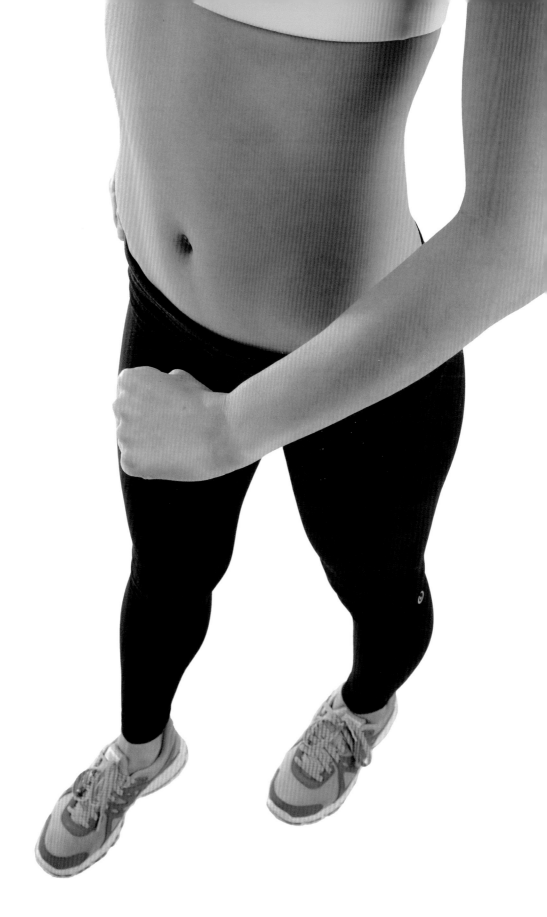

여러 가지 유산소 운동들이 성장판 자극에 도움이 되지만 일반적으로 재미가 없는 경우가 많다. 재미있게 즐기면서 성장판을 자극해 키 크기에 도움이 되는 댄스 동작을 소개한다.

콩콩이 댄스

01

현대는 외모를 넘어 큰 키가 경쟁력이라고 생각하는 시대이다. 키 작은 사람을 '루저(loser)'라고 불러 논란을 낳기도 했는데, 이제는 '키가 1㎝ 증가할 때마다 시간당 임금이 1.5%씩 상승한다'는 일명 '키 프리미엄' 이론까지 등장했다. 이는 성신여대 경제학과 박기서 교수와 인천대 경제학과 이인재 교수가 2011년 '한국노동시장에서의 신장 프리미엄'이란 논문을 통해 발표해 화제를 모으기도 했다.

이러한 사회 분위기 속에서 아이를 둔 부모들은 자녀의 키가 크나 작나 이래저래 걱정이 많다. 키는 유전적 및 후천적 요인에 의해 결정되지만 유전적 요인이 차지하는 비중은 23%에 불과하다. 나머지는 영양, 운동, 수면 등 생활습관, 환경적 요인 등이 좌우한다.

키 크기 콩콩이 댄스는 이러한 부모들의 근심을 조금 덜어주고 아이들이 신나게 즐기면서 하면 운동도 되고 성장판도 자극받을 수 있는 댄스이다. 성장판 자극에 대해서는 이미 너무 많이 알려져 성장판을 자극하는 운동 등에 대한 정보가 넘쳐나고 있다.

성장판이란 팔다리뼈에서 길이 성장이 일어나는 부분을 말한다. 대개 뼈의 양쪽 끝에 있는데 뼈와 뼈 사이에 연골판이 끼어 있는 형태로 존재한다. 태아 때부터 뼈의 가운데와 양쪽 끝에서 연골이 뼈로 점차 바뀌고 그 사이에 남은 연골 부분이 성장판이 된다. 이 성장판은 사춘기쯤 되면 모두 뼈로 바뀌면서 길이 성장이 끝난다.

성장판은 한쪽에서는 활발하게 세포분열을 일으키고 다른 한쪽에서는 연골세포들이 성숙해지면서 뼈조직으로 대치된다. 팔다리뼈가 길이 성장을 하는 원동력은 바로 성장판에 위치한 연골세포들의 활발한 세포분열에 있다.

연골세포의 세포분열은 유전적 소인과 그 외에 각종 영양분, 호르몬 등의 공급, 그리고 기계적으로 성장판에 주어지는 적당한 자극이 많은 영향을 미친다. 따라서 각 개인이 유전자에 의해서 결정된 성장의 한계까지 완전히 키가 크는 데에는 적당한 영양 공급, 적절한 발육을 통한 호르몬 분비, 아동기 및 청소년기의 적당한 운동 등 세 가지 요소가 중요하다고 할 수 있다.

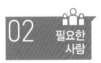

성장기 초등학교와 중학교, 그리고 고등학교 학생들에게 콩콩이 댄스를 시키면 성장판을 자극해 키 성장에 도움이 될 수 있다.

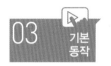

03 기본 동작

손을 달리기할 때처럼 옆구리에 붙여준 다음 걷듯이 가볍게 발을 구른다. 무릎을 살짝 구부린 상태로 콩콩콩 뛰어준다. 이때 허리와 배에 힘을 주어 몸의 중심을 잡아준다. 아이들이 좋아하는 음악에 맞춰 뛰도록 해주면 성장판 자극에 도움이 된다.

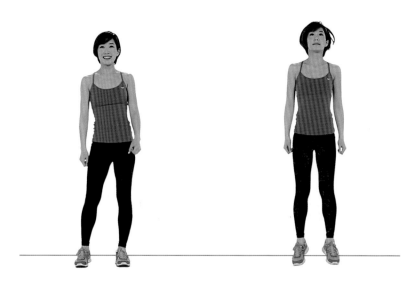

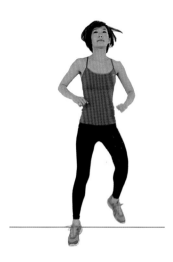

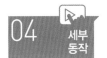

1 달리기 자세를 취하고 가볍게 천천히 걸어준다. 이때 조금 리듬을 타면 가볍게 발을 구르듯 통통 튀기면서 걷는다.

2 무릎을 살짝 구부린 상태에서 속도를 올려 콩콩 뛰어준다. 이때 발바닥에 스프링이 달린 듯 탄력 있게 뛰는 것이 중요하다. 허리와 배에 힘을 주어 무게중심이 흐트러지지 않도록 한다.

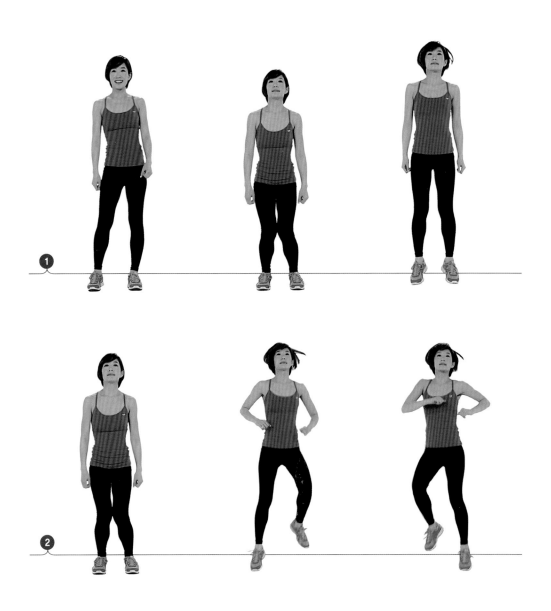

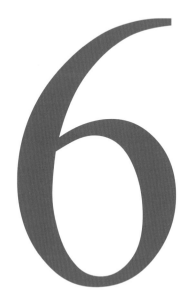

6

고도일의 척추댄스 테라피

갱년기
댄스

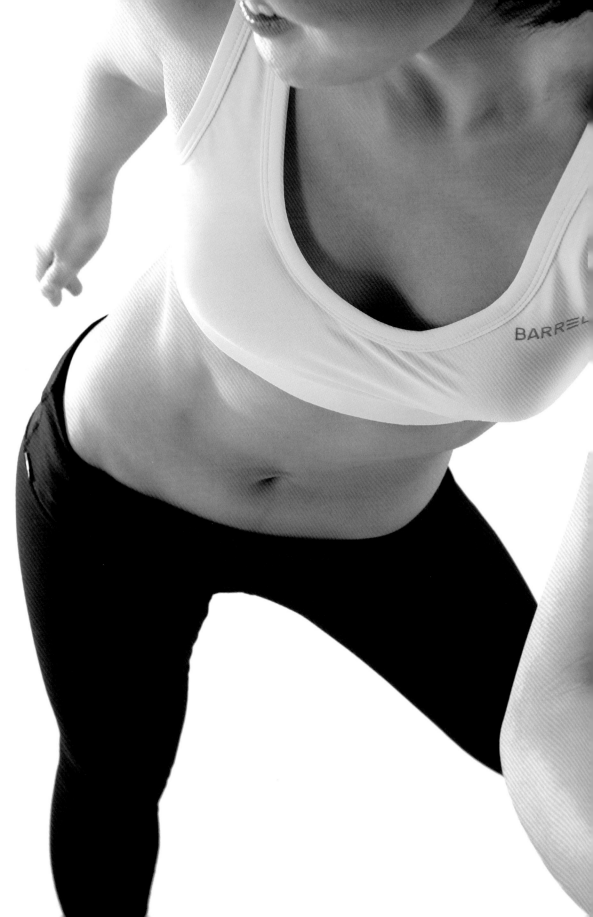

사춘기보다 무섭다는 갱년기는 얼굴의 주름처럼 피할 수 없는 노화의 증거이다. 갱년기를 맞은 남녀에게 가장 필요한 것은 운동이다. 생활습관병을 예방하거나 민첩성, 평형성 등을 기르려면 댄스가 가장 좋은 운동이 될 수 있다.

댄스는 몸에 무리를 주지 않고 비용이나 날씨, 장소와 시간에 구애를 받지 않으면서 인체에 능동적 변화를 일으키는 획기적인 유산소 운동이다. 게다가 골다공증, 우울증 등 갱년기 증상을 완화하고 척추 교정을 해줄 뿐만 아니라 즐겁게 즐기며 할 수 있어 댄스야말로 갱년기를 이기는 최고의 운동이라고 할 수 있다.

테크노 댄스

01

01 개요

테크노 댄스는 척추 관절에 매우 유용한 댄스이고 신체 교정 효과도 있다. 갱년기의 남녀에게 가장 필요한 것은 운동이다. 노화의 징후들을 보이는 신체에 활력을 불러일으키는 가장 좋은 방법이 운동이기 때문이다. 이러한 점에서 테크노 댄스는 갱년기를 맞은 사람들에게 최고의 운동이 될 수 있다.

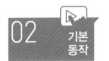

02 기본
동작

허리에 힘을 가해 골반을 조금 앞으로 보낸 상태에서 좌우로 번갈아 밀어준다. 골반을 좌우로 움직일 때 무릎이 굽혀지지 않도록 주의해야 한다. 골반을 좌우로 흔들다가 골반이 가는 쪽으로 상체를 힘 있게 틀어주는데, 이때 고개도 같이 돌려 시선 역시 골반이 가는 방향으로 향하도록 한다.

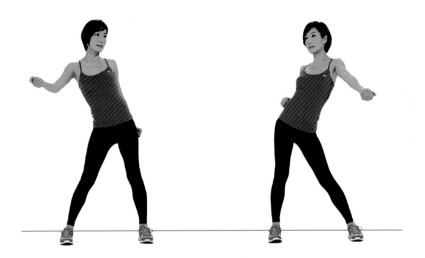

03 세부 동작

1 허리에 힘을 주고 엉덩이가 뒤로 빠지지 않도록 하면서 상체의 무게중심을 살짝 뒤로 보낸다. 팔은 자연스럽게 늘어뜨리면서 뒤로 보낸다.

2 1번의 상태에서 가볍게 골반을 좌우로 흔든다.

3 2번 동작을 하면서 골반이 가는 쪽으로 상체를 힘 있게 돌려준다. 이때 고개도 동시에 돌린다. 어지러울 경우에는 고개를 돌리지 않고 정면을 응시하거나 약간만 돌린다.

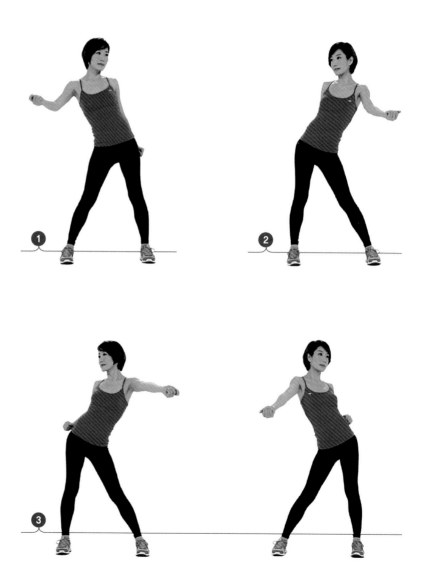

4 어느 정도 리듬을 탈 수 있게 되면 한 팔로 벽을 짚거나 상대가 있으면 한 팔을 상대의 어깨에 가볍게 올리고 3번 동작을 반복한다.

5 리듬을 타면서 팔을 교대로 높이 올렸다 내리는 동작을 반복한다.

⚠ 처음에는 몸에 무리가 가지 않게 천천히 시작한다.

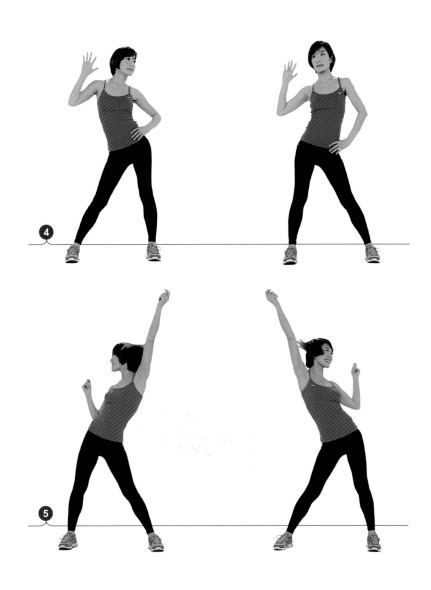

DOWN
댄스

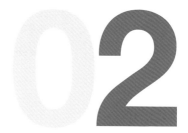

02

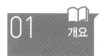

Down 댄스는 비교적 초보자들도 따라하기 쉬운 댄스이다. 쉽고 단순하지만 전체 근육이 자극될 정도로 전신운동이므로 신체 활력이 필요한 갱년기 남녀에게 매우 유용한 댄스이기도 하다.

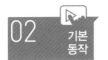

허리를 편 상태에서 어깨너비 정도로 다리를 벌린 채 선다. 그런 다음 무릎을 굽히면서 허리에 힘을 주고 상체를 뒤로 살짝 눕듯이 젖혔다가 굽혔던 무릎을 펴면서 다시 상체를 일으킨다. 이때 복근에 힘을 주어 몸이 휘청거리지 않도록 하는 것이 중요하다.

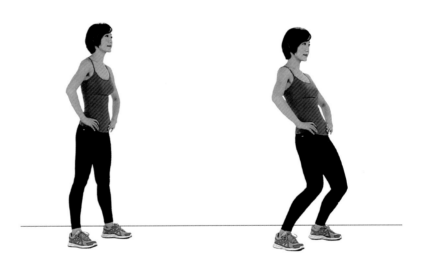

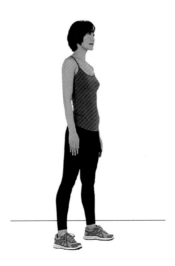

1 무릎을 살짝 굽히고 엉덩이가 뒤로 빠지지 않도록 허리와 복근에 힘을 주어 상체를 꼿꼿하게 세운다.

2 무릎을 굽히면서 허리와 복근에 힘을 주고 살짝 뒤로 눕듯이 상체를 젖힌다.

3 무릎을 펴고 일어서면서 상체를 일으키고 똑바로 선다. 1~3번 동작을 반복한다.

⚠ 처음에는 몸에 무리가 가지 않게 천천히 시작한다.

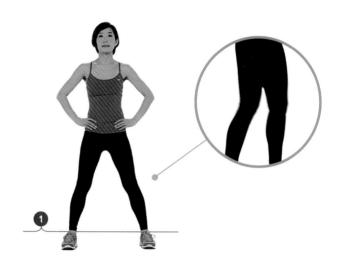

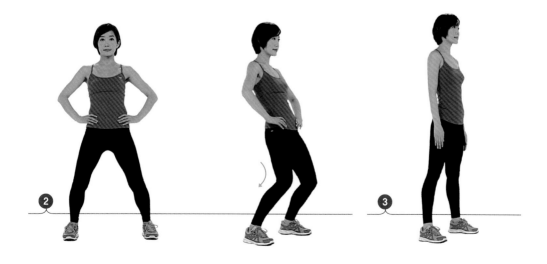

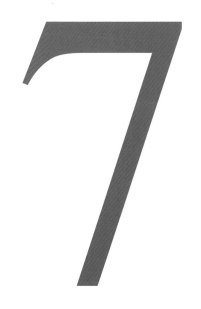

7

고도일의 척추댄스 테라피

심폐 기능
강화 댄스

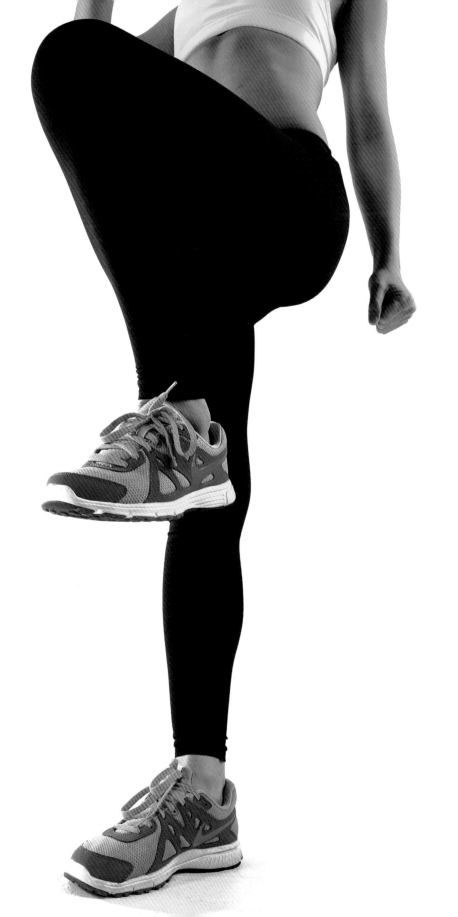

심폐 기능이란 생명 유지에 없어서는 안 되는 호흡 및 순환계의 기능을 말한다. 인간이 생명을 유지하기 위해서는 세포에서 에너지 생산이 필요하다. 생체는 세포 안으로 들어온 기질을 연소시켜 에너지를 생산하는데, 그 연소에 필요한 것이 산소이다. 호흡 및 순환계는 산소를 체내로 들여와 세포에 공급하는 역할을 한다. 그만큼 심폐 기능은 생명 유지에 중요한 기능이다.

심폐 기능을 강화하는 데 가장 좋은 운동은 걷기와 달리기이다. 심폐 기능 강화 댄스에서는 여기에 주안점을 두고 같은 효과를 낼 수 있는 셔플 댄스 중 러닝맨 및 워킹맨 댄스와 셔플 댄스의 원조 격인 토끼 댄스를 소개한다.

러닝맨 댄스

01 개요

러닝맨 댄스는 이름처럼 달리는 효과가 있는 댄스이다. 실제 달리기는 날씨나 장소를 고려해야 하지만 러닝맨 댄스는 그럴 필요가 없다는 장점이 있다. 그저 필요할 때 집안에서 아무 때고 음악에 맞춰 댄스를 하면 되기 때문이다.

02 필요한 사람

심폐 기능이 약한 사람에게 필요한 댄스이다. 이 외에도 심폐 기능을 높이고 싶은 사람이나 달리기 운동이 필요한 사람에게 유용한 댄스이기도 하다.

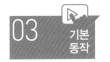

한쪽 무릎을 들어 올리고 그 다리를 앞으로 뻗을 때 반대편 다리를 뒤로 뻗어준다. 다시 뒤로 뻗었던 다리를 앞으로 당겨오며 무릎을 들어 올리는 동시에 앞에 나가 있던 다리를 제자리로 되돌린다.

들어 올린 다리를 앞으로 뻗으며 반대편 다리를 뒤로 뻗는 동작을 반복한다. 발을 디딜 때 가슴은 쭉 펴주고 팔은 걸을 때처럼 오른발이 앞으로 나올 때 왼팔을, 왼발이 앞으로 나올 때 오른팔을 가슴 앞으로 접어 올렸다 내려준다.

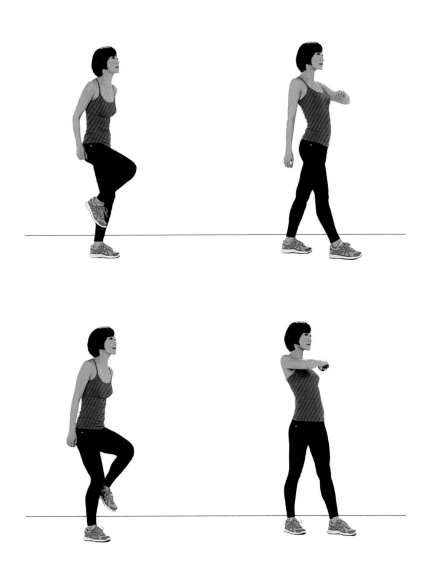

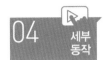

04 세부 동작

1 달리기할 때 정도의 보폭으로 다리를 벌린다.

2 한쪽 다리를 끌어당기면서 동시에 반대편 다리를 들어 올린다.

3 들어 올렸던 다리를 앞으로 뻗으면서 동시에 반대편 다리를 뒤로 보낸다. 어려울 것 같지만 속으로 '뻗고 당겨오고'만 생각하면서 하다 보면 저절로 박자가 맞춰진다. 2~3번 동작을 반복한다.

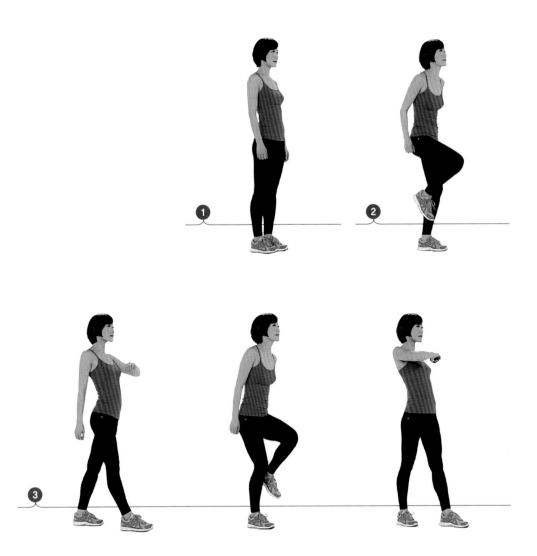

워킹맨
댄스

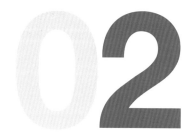

01 📖 **개요**

워킹맨 댄스 역시 이름 그대로 걷기 댄스이다. 동작은 보폭이 좁은 러닝맨 댄스로 생각하면 된다. 걷기 운동을 하고 싶지만 여건이 맞지 않으면 워킹맨 댄스를 통해 실내에서 걷기 운동을 대신할 수 있다.

자칫 러닝맨 댄스보다 운동 효과가 떨어진다고 생각할 수 있는데, 절대 그렇지 않다. 러닝맨 댄스는 짧은 시간에 숨이 차오르기 때문에 오랫동안 할 수 없지만 워킹맨 댄스는 같은 보폭으로 걸으면서 오랜 시간 할 수 있다.

운동 효과를 더욱 높이고 싶지만 체력적으로 힘든 경우에는 러닝맨 댄스 1분, 워킹맨 댄스 1분 순으로 하면 좀 더 강도 높은 운동을 오래 할 수 있어 효과를 높일 수 있다.

02 👥 **필요한 사람**

걷기 운동을 하려는 사람이다. 전신운동으로 심폐 기능을 향상시키고 싶은 사람 외에도 유산소 운동을 통해 다이어트를 하고 싶은 사람에게도 필요한 댄스이다.

03 기본
동작

워킹맨에서는 에스컬레이트를 걷듯이 제자리걸음으로 가볍게 뛰듯이 걸어준다. 팔을 걸을 때와 같이 발에 맞춰 가볍게 흔들어준다.

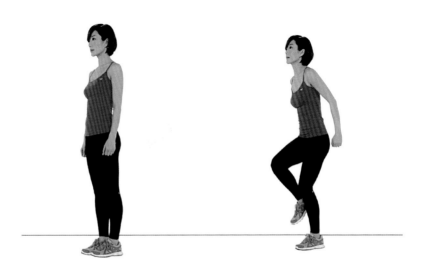

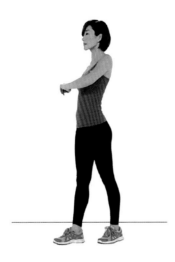

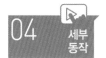

04 세부 동작

1 걸을 때 정도의 보폭으로 다리를 벌린다.

2 한쪽 다리를 끌어당기면서 동시에 반대편 다리를 들어 올린다. 이때 들어 올린 각도가 크지 않아야 한다.

3 들어 올렸던 다리를 앞으로 내리면서 반대편 다리를 살짝 뒤로 보낸다. 리듬에 맞춰 걷기 동작을 반복한다고 생각하면 된다. 작은 러닝맨 댄스로 보폭이 작은 것 말고는 다른 게 없다.

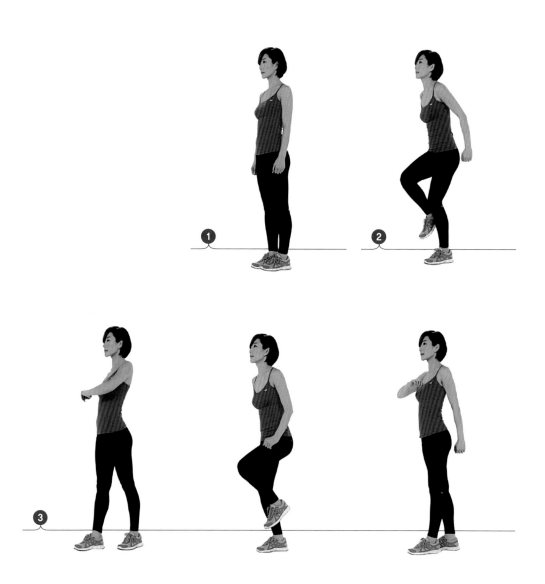

토끼
댄스

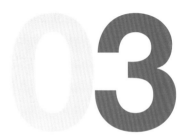

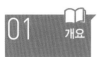

러닝맨 및 워킹맨 댄스가 Up 리듬이라면 토끼 댄스는 Down 리듬이라고 생각하면 된다. 동작을 해보면 왜 Down 리듬이라고 하였는지 알 수 있다. 토끼 댄스는 러닝맨이나 워킹맨 셔플 댄스의 원조 격이다.

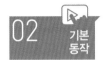

한쪽 다리의 무릎을 들어 올린다. 들어 올린 다리를 살짝 무릎을 굽히며 제자리에 놓는 동시에 반대편 다리를 뒤로 쭉 뻗어준다. 뒤로 뻗었던 다리를 앞으로 당겨오며 무릎을 들어 올리는 동시에 반대편 다리를 제자리에서 살짝 뛰게 한다.

들어 올린 다리를 제자리에 놓으며 반대편 다리를 뒤로 뻗는 동작을 반복한다. 팔은 무릎을 들 때 양팔을 가슴 앞으로 접어 올렸다가 발을 디딜 때 아래로 내리는 동작을 반복한다.

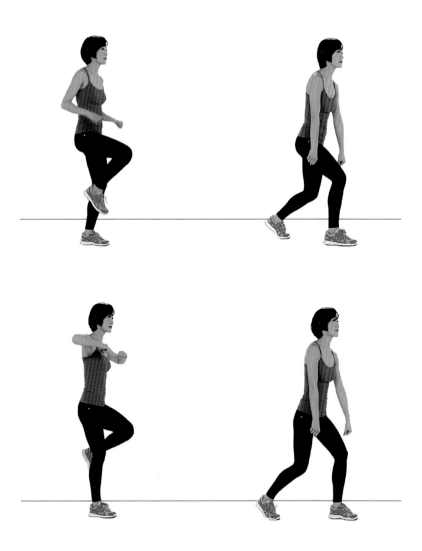

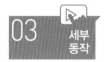

1 한쪽 무릎을 들어 올리고 양팔은 주먹을 가볍게 쥐고 허리 정도 위치에 둔다.

2 올렸던 다리를 무릎을 굽히며 제자리에 놓으면서 반대쪽 다리는 뒤로 쭉 뻗는다. 양팔도 아래로 쭉 내려준다.

3 뒤로 뻗었던 다리를 앞으로 당겨오며 무릎을 들어주고 반대쪽 다리는 제자리에서 살짝 뛰며 양팔은 가슴 높이로 들어준다.

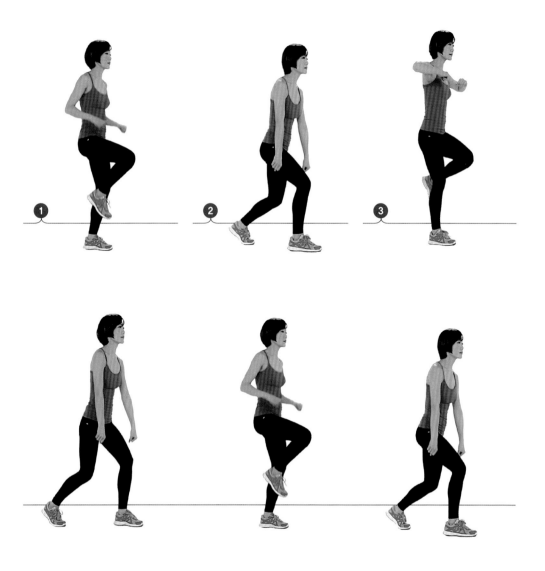

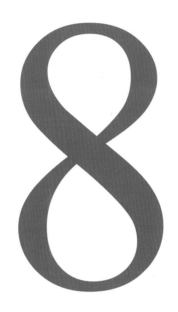

고도일의 척추댄스 테라피

스트레칭

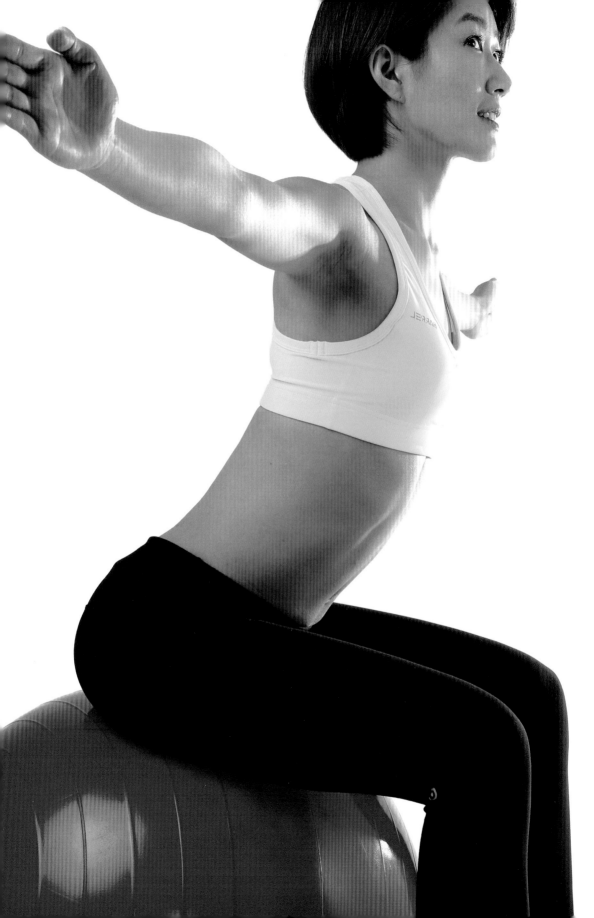

스트레칭
이란?

우리 몸을 둘러싸고 있는 근육은 움직여야 신진대사가 이루어지고 움직임이 없으면 기능이 저하되어 자연적으로 탄력성을 잃고 굳는다. 하루 중 우리가 생활하기 위해 움직이는 활동만으로는 전체 근육이 움직이기에 턱없이 부족하다. 그래서 의도적으로 근육을 움직여주는 운동이 스트레칭이다.

스트레칭은 한마디로 근육을 포함해 관절 주변의 조직을 늘여주는 운동이다. 일반적으로 스트레칭이란 '근육과 건(근육을 뼈에 연결하는 조직)에 탄력을 주고 관절의 가동범위(range of motion, 관절이 움직일 수 있는 최대한의 범위)를 넓혀줌으로써 신체의 유연성은 물론 균형을 유지하여 활성화되지 않은 인체를 활성화시켜 모든 스포츠의 컨디셔닝과 부상 방지를 목적으로 하는 운동'이다.

스트레칭을 통해 근육을 천천히 조금씩 늘이면 근육 등의 신축성으로 관절이 움직일 수 있는 범위가 늘어난다. 관절의 가동범위가 늘어나면 신체의 유연성과 균형이 잘 유지되어, 다음 운동에서 신체가 받을 수 있는 충격 등이 줄고 쓰지 않던 근육을 사용함으로써 생길 수 있는 부상 등을 예방한다.

이와 같이 스트레칭은 유연성의 증가, 근력의 개선, 운동 경기력의 향상과 근육 통증 및 긴장의 감소에 도움이 되므로 운동, 스포츠 또는 댄스 전후에 하는 준비운동과 정리운동의 중요한 일부이다. 스트레칭에서 중요한 것은 근육의 이완이므로 지나치게 통증이 올 때까지 동작을 무리하게 해서는 안 된다.

분류 기준에 따라 스트레칭에는 다양한 종류가 있지만, 대개 정적 스트레칭, 탄력 스트레칭, 고유수용감각 신경근 촉진(PNF), 동적 스트레칭으로 분류한다.

'정적 스트레칭(static stretching)'은 한 스트레칭 자세를 일정 시간 유지해 효과를 기대하는 스트레칭이고 '탄력 스트레칭(ballistic stretching)'은 탄성을 이용하여 동작에 반동을 주는 스트레칭이다. '고유수용감각 신경근 촉진(proprioceptive neuromuscular facilitation, PNF)'은 수축된 근육을 관절의 가동범위를 통해 스트레칭시킴으로써 신체의 유연성을 증대시키는 스트레칭으로 파트너와 같이 한다. '동적 스트레칭(dynamic stretching)'은 일반적으로 스윙, 점프, 또는 과장된 동작을 특징으로 하는 스트레칭으로 반복되는 동작을 요하지만 동작에 반동을 주지는 않는다. 동적 스트레칭은 운동선수들의 경기력 향상에 도움이 된다.

스트레칭의 주된 목적은 관절의 가동범위를 늘려주어 유연성을 회복하는 것이다. 하루를 거의 앉아서 생활하는 현대인들은 운동을 열심히 하는 일부 사람들을 제외하고는 유연성이 매우 부족한 편이다.

여기서 유연성이란 리듬체조 선수나 발레리나 정도의 유연성을 말하는 것이 아니다. 기본적으로 인체가 유연하면 그만큼 운동 수행능력이 향상되고 운동에 따른 신체적 부담이 줄어 부상을 방지할 수 있다. 예를 들어 굵기와 길이가 같은 고무줄의 탄성을 비교할 때 단 1cm라도 더 늘어나는 고무줄이 더 큰 힘을 발휘하는 것과 같다.

근육은 많지만 유연성이 떨어지는 사람은 근육도 있고 유연성도 있는 사람에 비해 힘을 발휘하기가 어렵다. 공을 차거나 던지는 등 특정 동작에서도 유연성을 가진 사람은 거리 조절이나 순간 판단 능력에 따른 몸동작이 빠르기 때문에 자신의 능력을 배가시켜 발휘할 수 있다.

운동선수뿐만 아니라 일반인도 마찬가지이다. 유연성이 좋으면 일상생활에서 신체 활동의 효율성 증가, 신체 정렬과 자세의 개선, 부상의 방지, 근육통의 감소, 요통의 예방, 근육 경련의 방지 및 완화, 몸매의 개선, 삶의 질 향상 등과 같은 효과가 나타난다. 그러므로 관절의 가동범위를 늘려 신체의 유연성을 키워주는 스트레칭은 모든 사람의 활동 및 건강 증진을 위해 반드시 필요하다.

척추건강
댄스를 위한
스트레칭

02

다른 운동과 달리 댄스에서는 빠른 음악에 맞추다 보면 적절히 조절하지 못하고 자칫 격렬해져 크고 작은 부상을 당하기 쉽다. 특히 평소에 안 쓰던 근육을 많이 사용하게 되므로, 댄스를 하기 전에 목, 어깨, 팔, 허리, 다리 및 발목을 충분히 스트레칭해주는 것이 좋다.

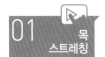

01 목 스트레칭

1 양 손바닥을 붙이고 엄지손가락의 힘을 이용해 턱을 뒤로 지그시 젖힌다.

2 양 손바닥을 뒤통수에 대고 고개를 앞으로 천천히 숙여준다.

3 한쪽 손을 반대편 관자놀이에 살며시 얹은 후 얹은 손 방향으로 지그시 눌러준다. 반대쪽도 같은 방법으로 한다.

4 한손을 반대편 관자놀이 약간 뒤쪽에 얹고 고개를 반대편 대각선 방향으로 눌러준다. 반대쪽도 같은 방향으로 눌러준다.

5 좌측에서 우측으로, 우측에서 좌측으로 방향을 바꿔가며 천천히 목을 돌려준다.

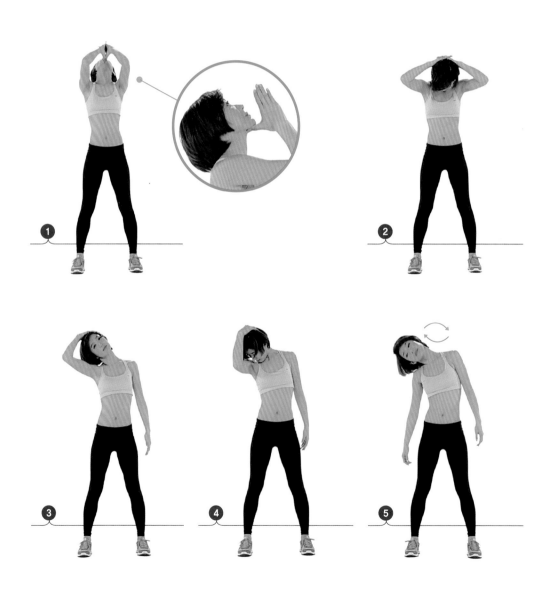

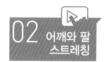

02 어깨와 팔 스트레칭

1 한쪽 팔을 몸에 붙이고 옆쪽으로 뻗은 상태에서 반대 팔로 고정시킨다. 반대쪽 팔도 같은 방법으로 스트레칭한다.

2 팔을 올려 목 뒤로 보내고 반대편 손으로 팔꿈치를 잡은 후 그대로 지그시 누르면서 상체를 옆으로 숙여 옆구리까지 늘여준다. 양쪽을 교대로 한다.

3 팔을 자연스럽게 아래로 늘어트린 후 어깨를 가볍고 부드럽게 돌려준다. 앞으로 회전시켰다면 다음은 뒤로 회전시키면서 양 방향으로 모두 돌려준다.

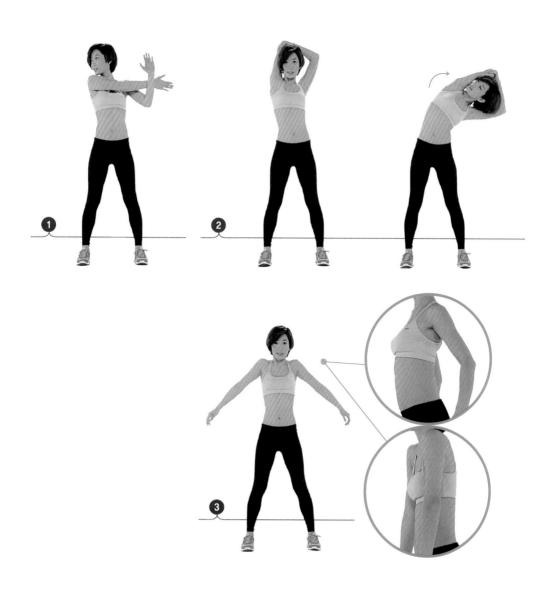

1 양팔을 들어 항아리를 안듯 둥글게 만들고 좌에서 우측으로 천천히 몸통을 돌린 후 다시 우에서 좌측으로 몸통을 돌린 다음, 앞으로 뻗은 팔을 천천히 아래로 내린다. 아래로 내린 후에는 다시 천천히 위로 올려준다. 팔을 올리거나 내릴 때에는 한 번에 내리는 것이 아니라 몇 번에 걸쳐 조금씩 올려주고 내려준다.

2 허리를 숙이고 손이 바닥에 닿도록 가볍게 반동을 준다.

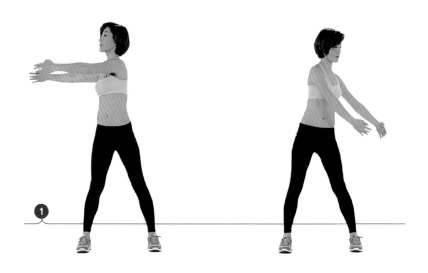

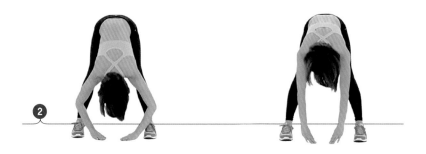

3 양손을 허리에 받치고 허리를 뒤로 젖힌다. 1~2회 반복적으로 시행한다. (2번과 3번 동작을 반복한다.)

4 양손을 허리에 받치고 허리를 빙글빙글 돌려준다. 방향을 교대하면서 돌려준다.

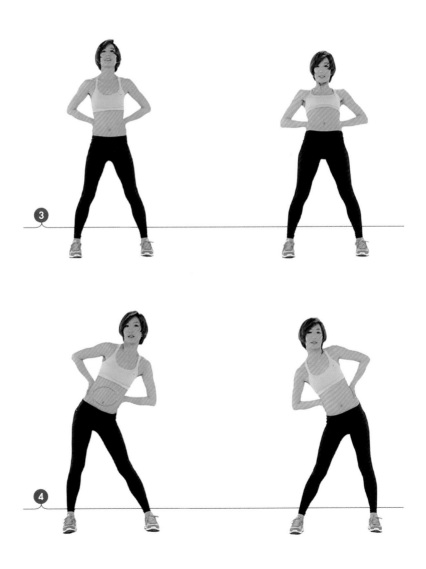

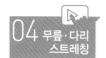

04 무릎·다리
스트레칭

1 양 무릎을 붙인 후 양손으로 잡고 천천히 부드럽게 돌려준다. 방향을 교대하면서 돌려준다.

2 한쪽 다리를 뻗어 허리를 숙인 후 뻗은 쪽 다리에 힘을 가하면서 눌러준다. 양쪽을 번갈아가며 풀어준다.

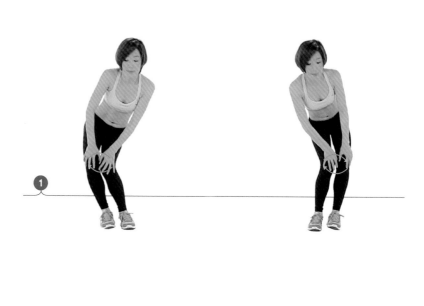

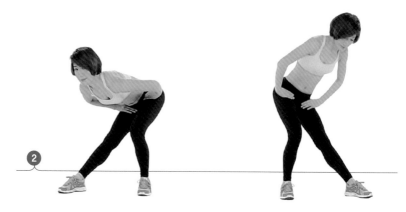

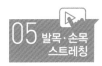

1 2 양 발목을 번갈아가며 충분히 돌려준다. 발목을 돌리면서 양손은 깍지를 낀 채 손목을 함께 돌려준다.

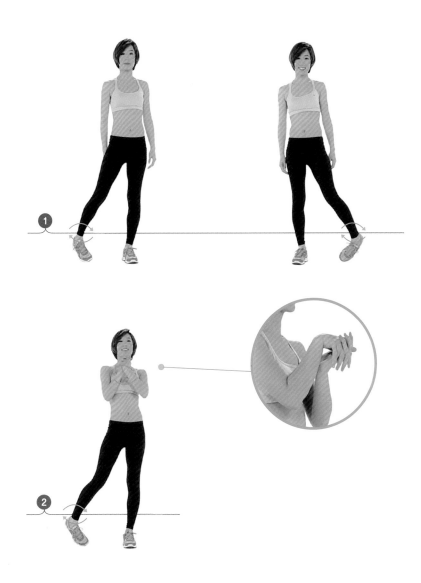

* 아래 목록은 참고용일 뿐 좋아하는 음악이면 어느 것에 맞춰도 관계없다.

| 빠른 비트의 음악 |

Down | Up | 러닝맨 | 워킹맨 | 토끼 댄스

MC Hammer - U Can't Touch This

DJ Hanmin - Show me your BBA SAE

Yolanda Be Cool, Dcup -
We No Speak Americano

Mary Mary - The Real Party

Destiny's Child - Lose My Breath

Mark Ronson - Uptown Funk

Robin Thicke - Blurred Lines

Justin Timberlake - Like I Love You

Carly Rae Jepsen - Call Me Maybe

Albert Kick - Black(From The Waist Down)

Rene Rodrigezz - Sexy Shake

Kylie Minogue - Can't Get You Out Of My Head

시루떡 | 콩콩이 | 회오리 댄스

O-Zone - Dragostea Din Tei

Serebro - Mi Mi Mi

Da'Zoo - La La La(Hot Girls)

Justin Bieber - Baby

Maroon 5 - Lucky Strike

Jessy Matador - Bomba

Bueno Clinic - Away

Bruno Mars - Runaway Baby

Sam The Sham & The Pharaohs - Wooly Bully

테크노 댄스

666 - AmokK

| 초보자를 위한 약간 느린 비트의 음악 |

Down | Up | 러닝맨 | 워킹맨 | 토끼 댄스

Jason Mraz - **Geek in the Pink**

Ariana Grande - **Problem**

MIKA - **Popular**

Pussycat Dolls - **Beep**

DJ Aki - **Second First Date**

Bruno Mars - **The Lazy Song**

Joe - **I Like Sexy Girls**

The Union Underground - **Across The Nation**

시루떡 | 콩콩이 | 회오리 댄스

Natural - **Left 2 Right**

Lady GaGa - **Telephone**

Daft Punk - **Get Lucky**

LMFAO - **Sexy and I know it**

DJ Gollum & Empyre One - **The Bad Touch**

Robin Thicke - **Blurred Lines**

Bruno Mars - **Treasure**

Carly Rae Jepsen - **Call Me Maybe**

Carly Rae Jepsen - **I Really Like You**

Shampoo - **Trouble**

Sheena Easton - **Morning Train**